Infermiera

in Pediatria

La Guida Completa

SILVIA REALI

Indice dei contenuti

« *Pediatria: la sottile arte di diagnosticare una malattia mentre si schiva un flusso di purè, di decodificare i sintomi attraverso una melodia di pianto e di somministrare farmaci mentre si fa il clown. In breve, è un po' come essere un medico, un giocoliere, un detective e un comico, tutto in uno!* »

Capitolo 1

INTRODUZIONE ALLA PEDIATRIA

Definizione e storia della pediatria.

La pediatria, spesso descritta in modo umoristico come l'arte di destreggiarsi tra farmaci e giocattoli, è in realtà una delle branche più antiche e nobili della medicina. Si dedica alla cura dei tesori più preziosi della nostra società: i nostri bambini. Fin dagli albori dell'umanità, la salute dei giovani è sempre stata una preoccupazione centrale. I guaritori, gli sciamani e i medici dell'antichità conoscevano già le malattie infantili e le modalità di trattamento, anche se questi metodi erano spesso rudimentali e intrisi di superstizione.

Con l'avvento delle grandi civiltà dell'antico Egitto, della Grecia e di Roma, la pediatria iniziò a emergere come una specialità a sé stante. Ippocrate, il padre della medicina, scrisse delle malattie dei bambini, gettando le basi di questa disciplina. Ma fu nel Medioevo, in Europa, che la pediatria iniziò a lasciare il segno. Interi trattati furono dedicati ad essa, riconoscendo le caratteristiche specifiche del corpo e della mente in via di sviluppo dei bambini.

L'era moderna ha portato una comprensione più profonda delle esigenze uniche dei bambini, delle loro malattie e dei loro trattamenti. Con i progressi della scienza e della tecnologia, la pediatria si è trasformata da un approccio prevalentemente osservativo a una disciplina medica completa, con ricerche proprie, specialità e trattamenti innovativi.

Oggi la pediatria è un campo vasto, dinamico e in continua evoluzione, che non si limita a curare le malattie, ma si sforza di promuovere il benessere generale dei bambini, dalla nascita all'adolescenza. E proprio come i bambini crescono e cambiano, la pediatria continua ad evolversi, adattandosi e trasformandosi per soddisfare le esigenze di ogni nuova generazione.

L'importanza della specialità pediatrica.

La pediatria è molto più di una semplice branca della medicina; è di importanza cruciale per gli individui e per la società nel suo complesso. Non si tratta solo di fornire cure, ma anche di plasmare il futuro della nostra società, perché i bambini di oggi sono i leader, gli innovatori e i cittadini di domani.

In primo luogo, è essenziale riconoscere che i bambini non sono semplicemente dei "mini-adulti". Hanno caratteristiche anatomiche, fisiologiche ed emotive specifiche che richiedono competenze distinte. Le malattie che li colpiscono, il modo in cui reagiscono ai farmaci e il loro sviluppo cognitivo ed emotivo richiedono conoscenze e competenze speciali. In pediatria, un'assistenza adeguata può avere ripercussioni positive per tutta la vita.

L'importanza della pediatria risiede anche nella sua capacità di prevenire. La prevenzione è un pilastro centrale di questa disciplina, in quanto consente di individuare i problemi e di affrontarli fin dalla più tenera età. Che si tratti di screening precoce, vaccinazioni o educazione alla salute, i pediatri svolgono un ruolo chiave nel garantire un futuro sano a ogni bambino.

I pediatri hanno anche un ruolo fondamentale come educatori. Guidano i genitori, spesso ansiosi o sconvolti, attraverso il processo di crescita del loro bambino, consigliandoli sull'alimentazione e sull'educazione e aiutandoli a comprendere le fasi dello sviluppo, le malattie infantili e i problemi di salute mentale.

Inoltre, curando i bambini, i pediatri hanno anche un impatto sul tessuto sociale. Un bambino sano ha maggiori probabilità di avere successo a scuola, di sviluppare relazioni sociali equilibrate e, in definitiva, di dare un contributo positivo alla società. Trattare i disturbi, siano essi fisici, psicologici o sociali, fin dalla tenera età aiuta a limitare le loro conseguenze a lungo termine, sia per l'individuo che per la comunità.

Infine, la pediatria, per sua natura, è una disciplina impregnata di umanità. Ci ricorda l'importanza dell'empatia, della gentilezza e della tenerezza nelle cure. Ascoltando ed essendo paziente, un pediatra può lasciare un segno indelebile nel cuore di un bambino e della sua famiglia, rafforzando la fiducia nel mondo medico.

La pediatria è molto più di una disciplina medica. È il custode del nostro futuro, occupandosi della salute, del benessere e del potenziale di ogni bambino.

I diversi servizi e le unità pediatriche.

La pediatria, con la sua ampia portata, è suddivisa in una serie di sottospecialità e servizi, ognuno dei quali si concentra su una particolare fascia d'età, su una malattia o un gruppo di malattie o su un tipo di assistenza. Ogni unità o servizio apporta competenze specialistiche alla cura complessiva dei bambini. Ecco una panoramica delle diverse unità e servizi generalmente presenti in pediatria:

- **Reparto di Neonatologia**: si concentra sulla cura dei neonati, in particolare di quelli prematuri o con problemi di salute alla nascita.
- **Unità di Terapia Intensiva Pediatrica (USIP)**: questa unità si occupa di bambini gravemente malati o feriti che necessitano di cure e monitoraggi intensivi.
- **Reparto di pediatria generale**: tratta una serie di malattie e lesioni infantili comuni.

Reparto di cardiologia pediatrica: specializzato in malattie cardiache congenite e acquisite nei bambini.

Reparto di endocrinologia pediatrica: si concentra sui disturbi ormonali e metabolici.

Reparto di gastroenterologia pediatrica: tratta le malattie dell'apparato digerente nei bambini.

Reparto di nefrologia pediatrica: Focus sulle malattie renali.

Reparto di neurologia pediatrica: questo reparto si occupa di disturbi neurologici come l'epilessia, i disturbi del movimento e altri.

Reparto di Oncologia ed Ematologia Pediatrica: si occupa dei bambini affetti da cancro e disturbi del sangue.

Reparto di reumatologia pediatrica: trattamento delle malattie infiammatorie e autoimmuni nei bambini.

Reparto di pneumologia pediatrica: si concentra sulle malattie respiratorie.

Reparto di ortopedia pediatrica: si concentra sui problemi muscoloscheletrici dei bambini.

Reparto di chirurgia pediatrica: questo reparto si occupa delle procedure chirurgiche necessarie per i bambini.

Reparto di psichiatria pediatrica: dedicato alla salute mentale di bambini e adolescenti.

Reparto di infettivologia pediatrica: questo reparto si occupa di infezioni comuni e rare nei bambini.

Reparto di dermatologia pediatrica: si concentra sulle malattie della pelle specifiche dell'infanzia.

Dipartimento di Genetica Medica: si occupa di disturbi genetici e malattie ereditarie.

Servizio di riabilitazione pediatrica: aiuta i bambini a riprendersi da malattie gravi, interventi chirurgici o lesioni.

Questi servizi e unità operano spesso su base interdisciplinare, lavorando a stretto contatto per fornire un'assistenza olistica al bambino. Oltre a queste specialità, ci sono anche team di supporto come psicologia, dietologia, fisioterapia e molti altri, che collaborano per garantire il benessere generale del bambino.

Capitolo 2

IL RAPPORTO INFERMIERE-PAZIENTE IN PEDIATRIA

L'approccio centrato
sui bambini e sulle loro famiglie.

L'approccio centrato sul bambino e sulla famiglia è un principio fondamentale della pediatria, che riconosce il bambino non solo come paziente, ma anche come membro di un'unità familiare dinamica. Questa filosofia trascende i semplici atti medici per abbracciare la realtà emotiva, sociale e psicologica del bambino. Si basa sull'idea che per curare veramente un bambino, è essenziale considerare l'ambiente in cui vive, le persone vicine al bambino e i legami emotivi che lo legano alla sua famiglia.

Da questa prospettiva, ogni bambino è visto come un individuo unico, con le proprie esigenze, paure, speranze e sogni. La malattia o la lesione di un bambino non colpisce solo il suo corpo, ma anche la sua mente, i suoi sentimenti e la sua identità. Allo stesso modo, la famiglia, spesso testimone impotente della sofferenza della prole, vive i propri tormenti, le proprie preoccupazioni e le proprie speranze. È quindi fondamentale garantire che le loro voci, preoccupazioni e aspirazioni siano prese in considerazione nel processo di assistenza.

Questo approccio umanistico prevede una stretta collaborazione tra l'operatore sanitario, il bambino e la sua famiglia. Incoraggia l'ascolto, il dialogo e la condivisione, creando un'atmosfera di fiducia e di rispetto reciproco. Le decisioni mediche non vengono più prese unilateralmente, ma sono il frutto di una riflessione congiunta, in cui le competenze mediche si combinano con le preferenze, i valori e le esigenze specifiche del bambino e della sua famiglia.

L'approccio incentrato sul bambino e sulla famiglia comprende anche gli aspetti pratici dell'assistenza.

Comporta strutture a misura di bambino nelle strutture sanitarie, l'integrazione di giochi o attività ludiche nel processo di cura e la presenza rassicurante dei familiari durante le consultazioni o i trattamenti.

Al centro di questo approccio c'è una profonda convinzione: per guidare un bambino verso la guarigione, non è sufficiente curare il corpo, ma anche nutrire la mente, confortare il cuore e intrecciare il viaggio del bambino con quello dei suoi cari. È in questa comunione tra cure mediche e armonia familiare che risiede la vera essenza dell'approccio incentrato sul bambino e sulla famiglia.

Tecniche di comunicazione adattato all'età e allo sviluppo.

Quando si tratta di comunicare con i bambini, è essenziale capire e adattare il linguaggio all'età e al livello di sviluppo del bambino. Una comunicazione efficace non solo facilita il processo di cura, ma aumenta anche la fiducia e il benessere del bambino.

Bambini piccoli (0-2 anni) :
A questa età, la comunicazione è principalmente non verbale. I gesti, le espressioni facciali e il tono di voce giocano un ruolo centrale.
    Utilizzi un tono dolce e rilassante.
    Il contatto fisico rassicurante, come le coccole o il trasporto, è essenziale.
    La presenza di un genitore è spesso confortante.

Pre-scuola (3-5 anni) :
I bambini iniziano a sviluppare il loro linguaggio, ma la loro comprensione rimane concreta.
    Utilizzi un linguaggio semplice e chiaro.

Storie o semplici metafore possono aiutare a spiegare i concetti.

L'uso di giocattoli o bambole può rendere più facile la comprensione.

Età scolare (6-12 anni) :
Questi bambini hanno una comprensione migliore, ma possono avere paura dell'ignoto.

Sia onesto e rassicurante allo stesso tempo.

Incoraggi le domande e sia paziente con le risposte.

I disegni o i diagrammi possono aiutare a spiegare le procedure o i concetti medici.

Adolescenti (13-18 anni) :
Sono capaci di pensiero astratto e hanno bisogno di rispetto e autonomia.

Li tratti come partner attivi nella loro cura.

Rispettare la loro privacy e il loro bisogno di autonomia.

Incoraggiarli a esprimere le loro preoccupazioni o paure.

Indipendentemente dall'età, alcune tecniche di comunicazione universali sono efficaci:

Ascolto attivo: dimostri di prestare davvero attenzione a ciò che il bambino sta dicendo.

Convalidare i sentimenti: Riconoscere e convalidare le emozioni del bambino, che siano paure, frustrazioni o gioie.

Comunicazione non verbale: il linguaggio del corpo, il contatto visivo e il tono di voce devono essere coerenti con il messaggio verbale.

Faccia domande aperte: Questo incoraggia il bambino a condividere di più ciò che sente o pensa.

Evitare il gergo medico: semplificare il linguaggio e assicurarsi che il bambino (e la famiglia) capiscano.

Comunicare efficacemente con i bambini richiede pazienza, empatia e disponibilità a entrare nel loro mondo. Prestando attenzione alle loro esigenze di sviluppo e adattando il nostro approccio, possiamo costruire relazioni solide e di fiducia, essenziali per un'assistenza di successo.

L'importanza dell'ascolto e l'empatia.

L'ascolto e l'empatia sono molto più che semplici abilità interpersonali; costituiscono il nucleo stesso di una comunicazione genuina e sincera, in particolare nel settore medico. Quando un paziente, giovane o adulto, varca la porta di una struttura sanitaria, porta con sé non solo sintomi fisici, ma anche un mosaico di emozioni, preoccupazioni, speranze ed esperienze. L'ascolto attivo, che va oltre il semplice cogliere le parole, implica il cogliere l'insieme di questa realtà, prestando particolare attenzione alle emozioni sottostanti e alle cose non dette.

Ogni volta che un operatore sanitario si sforza di ascoltare, invia un messaggio potente: "Sono qui per lei. La sua esperienza e i suoi sentimenti contano". Questa convalida dei sentimenti del paziente crea un clima di fiducia, che è essenziale per una collaborazione efficace. L'ascolto è più di un semplice ascolto; coinvolge tutti i nostri sensi, la nostra intuizione e, soprattutto, il nostro cuore.

L'empatia, invece, è la capacità di mettersi nei panni di un'altra persona, di provare, almeno in parte, quello che sta provando. Nel contesto medico, ciò significa riconoscere il dolore, l'angoscia, la confusione o persino la speranza di un paziente e rispondere con compassione. L'empatia va oltre la semplice simpatia: è un'immersione profonda e autentica nel mondo emotivo dell'altra persona.

Insieme, l'ascolto e l'empatia formano un binomio potente, trasformando un consulto medico in un incontro umano autentico. Costruiscono un ponte tra l'operatore sanitario e il paziente, abbattendo le barriere e creando uno spazio sicuro dove la guarigione può davvero iniziare. In un mondo medico sempre più tecnologico, è fondamentale ricordare che dietro ogni esame, ogni prescrizione e ogni diagnosi, c'è un essere umano con esigenze, sogni e paure. Ed è ascoltando sinceramente e rispondendo con empatia che tocchiamo veramente la vita di queste persone, promuovendo non solo la loro guarigione fisica, ma anche il loro benessere emotivo e psicologico.

Gestione del dolore e l'ansia nei bambini.

Gestire il dolore e l'ansia nei bambini è un aspetto fondamentale dell'assistenza pediatrica. Il dolore, sia fisico che emotivo, può lasciare impressioni durature nella mente di un bambino, influenzando non solo la sua percezione immediata delle cure mediche, ma anche il suo futuro rapporto con il sistema sanitario.

Di fronte al dolore e all'ansia, ogni bambino ha una propria costellazione di reazioni, influenzata dall'età, dallo sviluppo, dall'esperienza e dalla personalità. È quindi essenziale che gli operatori sanitari abbiano una particolare acutezza nel decifrare questi segnali talvolta sottili, che vanno ben oltre le semplici parole o le lacrime.

Contrariamente a quanto si crede, il dolore nei bambini non è semplicemente una versione 'miniaturizzata' del dolore degli adulti. I bambini non sempre hanno i mezzi linguistici o cognitivi per esprimere adeguatamente il loro dolore. Inoltre, la loro soglia del dolore, la loro tolleranza e il loro modo di esprimerlo possono variare notevolmente a seconda della loro fase di sviluppo. Un dolore non trattato o sottovalutato può avere conseguenze dannose a lungo termine, sia fisiche che psicologiche.

L'ansia, dal canto suo, è una compagna frequente dei bambini che devono affrontare situazioni mediche, sia che si tratti di un semplice consulto che di procedure più invasive. Gli ospedali, con i loro ambienti poco familiari, i rumori, gli odori e le routine confuse, possono essere una fonte di stress intenso per una mente giovane. Per non parlare della paura della separazione dai genitori o del timore dell'ignoto e del potenziale dolore.

La gestione efficace del dolore e dell'ansia si basa su una serie di pilastri:

- **Valutazione accurata**: utilizzare scale adattate all'età e allo sviluppo del bambino per valutare regolarmente il dolore e l'ansia.
- **Anticipazione**: prevenire il dolore e l'ansia per quanto possibile, sia attraverso farmaci, tecniche non farmacologiche o interventi psicologici.
- **Educazione**: informare il bambino e la sua famiglia in modo appropriato sulle cure future, per ridurre le paure e le incognite.
- **Coinvolgere i genitori**: Incoraggia la presenza e la partecipazione dei genitori o dei tutori, che spesso sono la migliore fonte di conforto per il bambino.
- **L' ambiente giusto**: creare un ambiente ospedaliero "amichevole" per i bambini, con spazi ludici, colori vivaci e personale formato specificamente sulle esigenze dei bambini.

Il dolore e l'ansia, se non gestiti correttamente, possono lasciare profonde cicatrici emotive. Tuttavia, con un'attenzione premurosa, un ascolto attento e una cura adeguata, è possibile offrire a ogni bambino un'esperienza medica che rispetti la sua dignità, integrità e sensibilità.

Capitolo 3

COMPETENZE SPECIFICHE IN PEDIATRIA

Valutazione clinica del bambino : dalla nascita all'adolescenza.

La valutazione clinica dei bambini, dalla nascita all'adolescenza, è un processo meticoloso e multidimensionale che richiede un approccio adattato a ciascuna fase dello sviluppo. Questa valutazione si distingue non solo per l'età del bambino, ma anche per la sua fisiologia, psicologia e comportamento, che cambiano rapidamente con la crescita e la maturazione.

Dal neonato al bambino (0-1 anno) :
- **Anamnesi**: raccolta di informazioni sulla gravidanza, sul parto, sulla storia familiare e sulla storia medica.
- **Esame fisico**: ispezione della pelle, del tono muscolare, dei riflessi primitivi, dei genitali e delle fontanelle.
- **Valutazione sensoriale**: risposta agli stimoli luminosi, sonori e tattili.
- **Monitoraggio dello sviluppo**: monitoraggio dell'aumento di peso, della crescita e del raggiungimento delle tappe motorie.

Primi anni (1-3 anni) :
- **Anamnesi**: storia della dieta, sviluppo del linguaggio, abitudini del sonno.
- **Esame fisico**: valutazione della deambulazione, del linguaggio e delle capacità motorie.
- **Valutazione comportamentale**: interazione con i genitori, gioco, risposta agli estranei.
- **Valutazioni dello sviluppo**: motricità fine, seguire istruzioni semplici, giochi di imitazione.

Età prescolare (3-6 anni) :
- **Anamnesi**: preparazione scolastica, comportamento sociale e capacità di apprendimento.
- **Esame fisico**: vista, udito, sviluppo dentale.

- **Valutazione psicologica**: capacità di attenzione, comportamento di gruppo, gioco immaginativo.
- **Valutazione dello sviluppo**: capacità motorie, riconoscimento dei colori e delle forme, capacità linguistiche.

Età scolare (6-12 anni) :

- **Storia**: rendimento scolastico, attività extrascolastiche, relazioni con i coetanei.
- **Esame fisico**: valutazione della crescita, della pubertà e dello sviluppo muscolo-scheletrico.
- **Valutazione psicosociale**: autostima, abilità sociali, capacità di ragionamento.
- **Valutazione dello sviluppo**: abilità cognitive, abilità accademiche, risoluzione dei problemi.

Adolescenti (12-18 anni) :

- **Anamnesi**: abitudini di vita, salute sessuale, consumo di alcol o droghe, salute mentale.
- **Esame fisico**: stadi della pubertà, crescita, acutezza visiva e uditiva.
- **Valutazione psicosociale**: relazioni con i coetanei, identità personale, aspirazioni future.
- **Valutazione dello sviluppo**: abilità cognitive avanzate, abilità accademiche, pianificazione e processo decisionale.

La valutazione clinica dei bambini in ogni fase della loro vita richiede un approccio olistico che tenga conto non solo degli aspetti fisiologici, ma anche delle dimensioni psicologiche, sociali e di sviluppo. Ogni età ha le sue sfide e le sue specificità, e una valutazione attenta e personalizzata può garantire il benessere e la salute ottimale del bambino durante il suo percorso verso l'età adulta.

Tecniche di cura specifiche: prelievo di campioni, cateterizzazione, ecc.

Le tecniche specifiche di assistenza pediatrica sono procedure comunemente eseguite per diagnosticare, trattare o monitorare lo stato di salute del bambino. Ciascuna di queste tecniche deve essere adattata all'età, alle dimensioni e al livello di sviluppo del bambino. Gli approcci che funzionano per gli adulti non sono necessariamente appropriati per i bambini, per cui è necessario adattare le tecniche e utilizzare attrezzature specializzate. Ecco una panoramica di alcune di queste tecniche:

1. Campionamento :
    Sangue: di solito viene prelevato da una vena superficiale, spesso sul dorso della mano o all'interno del gomito. Nei neonati e nei bambini, un campione può essere prelevato dal tallone.
    Urina: per i neonati si utilizzano spesso sacche di raccolta pediatriche. Nei bambini più grandi, può essere richiesta la minzione spontanea in un contenitore sterile.
    Feci: raccolte utilizzando vasi per campioni o direttamente dai pannolini per i neonati.
    Liquido cerebrospinale: ottenuto mediante puntura lombare, questa procedura richiede un'accurata preparazione e sedazione.
2. Cateterizzazione :
    Cateterismo vescicale: inserimento di un catetere nella vescica, di solito per raccogliere urina sterile o per monitorare la produzione di urina.
    Cateterismo cardiaco: un catetere viene inserito in una vena o in un'arteria e guidato fino al cuore per diagnosticare o trattare alcune condizioni cardiache.

3. Vie di somministrazione dei farmaci:

Per via endovenosa (IV): un ago o un catetere viene inserito in una vena, solitamente nel braccio o nella mano.

Intramuscolare (IM): i farmaci vengono iniettati in profondità nel muscolo, di solito nel braccio, nella coscia o nei glutei.

Via sottocutanea: i farmaci vengono iniettati nel tessuto adiposo sotto la pelle.

4. Nutrizione enterale :

Tubi nasogastrici o naso-enterali: inseriti attraverso il naso per somministrare il cibo direttamente nello stomaco o nell'intestino tenue.

Gastrostomia: viene praticata un'apertura chirurgica direttamente nello stomaco per inserire un tubo di alimentazione.

5. Tecniche di respirazione :

Ossigenoterapia: somministrazione di ossigeno a concentrazioni più elevate rispetto all'aria ambiente, tramite cannula nasale, maschere o tende.

Aerosolterapia: somministrazione di farmaci in forma di aerosol per inalazione.

Ventilazione assistita: uso di macchine per aiutare o sostituire la respirazione naturale del bambino.

Ogni tecnica richiede non solo una formazione specializzata per il personale sanitario, ma anche un approccio incentrato sul bambino per ridurre al minimo il trauma e il disagio. La spiegazione, la distrazione e la rassicurazione sono essenziali per rendere queste procedure più tollerabili per i piccoli pazienti.

Somministrazione del farmaco nei bambini.

La somministrazione di farmaci nei bambini è un argomento cruciale in pediatria. A differenza degli adulti, i bambini hanno una fisiologia in costante cambiamento, esigenze metaboliche specifiche e un continuo sviluppo degli organi. Tutti questi fattori rendono la terapia pediatrica complessa. Ecco un'esplorazione fluida e non segmentata dell'argomento:

Quando il medico prescrive un farmaco per un bambino, non si tratta semplicemente di regolare la dose in base al peso o all'età. Il metabolismo dei farmaci nei bambini è molto diverso da quello degli adulti. Il fegato, che è l'organo principale per disintossicare i farmaci, e i reni, che sono essenziali per l'eliminazione, sono in continuo sviluppo nei giovani. Questo può influenzare il modo in cui un farmaco viene assorbito, distribuito, metabolizzato ed eliminato dal corpo del bambino.

Inoltre, la barriera emato-encefalica, che protegge il cervello da sostanze potenzialmente dannose, non è così ben sviluppata nei bambini, il che può rendere alcuni farmaci più potenti o tossici per loro. I bambini, in particolare i neonati, hanno anche una proporzione maggiore di acqua nel corpo rispetto agli adulti, il che può influenzare la distribuzione dei farmaci idrosolubili.

È inoltre fondamentale considerare l'accettabilità del farmaco per il bambino. Forma, sapore, colore e metodo di somministrazione possono influenzare la disponibilità del bambino ad assumere il farmaco. Le forme liquide aromatizzate sono comunemente utilizzate per i bambini piccoli, ma con l'età possono passare alle compresse o alle capsule. I dispositivi di somministrazione, come le siringhe orali, possono aiutare a somministrare dosi precise ai bambini che non possono ancora ingoiare le pillole.

Parliamo ora di sicurezza. La sovramedicazione è una delle principali preoccupazioni in pediatria. Con margini terapeutici spesso ristretti, un piccolo errore nel dosaggio può avere conseguenze gravi. Ecco perché è fondamentale che i genitori e gli assistenti abbiano una chiara comprensione di come e quando somministrare un farmaco. Gli assistenti devono anche essere consapevoli dei segnali di sovradosaggio e sapere quando cercare aiuto.

L'educazione è fondamentale. Gli operatori sanitari devono assicurarsi di fornire informazioni chiare e comprensibili ai genitori e agli assistenti. Questo include dimostrazioni su come misurare e somministrare le dosi, nonché informazioni sui potenziali effetti collaterali e su come gestirli.

La somministrazione di farmaci nei bambini è un delicato equilibrio tra necessità terapeutica e sicurezza. Con un approccio incentrato sul bambino e un'adeguata formazione dei genitori e degli assistenti, possiamo garantire che i bambini ricevano le cure di cui hanno bisogno, riducendo al minimo i rischi associati.

Emergenze pediatriche : riconoscere e intervenire.

Le emergenze pediatriche sono situazioni mediche acute che richiedono un intervento rapido per prevenire conseguenze potenzialmente gravi nei bambini. La capacità di riconoscere e intervenire efficacemente in queste situazioni è fondamentale per tutti gli operatori sanitari, in particolare per quelli che lavorano in pediatria.

Immergiamoci insieme in questo mondo, dove ogni secondo conta.

Prima di tutto, è fondamentale capire che i bambini non sono semplicemente dei "piccoli adulti". La loro fisiologia, l'anatomia e la reattività alle malattie o alle lesioni possono differire notevolmente da quelle degli adulti. Di conseguenza, i segni e i sintomi di un'emergenza nei bambini possono manifestarsi in modo diverso.

Le vie respiratorie e la respirazione sono spesso una priorità importante. I bambini hanno vie respiratorie più strette, che li rendono più suscettibili all'ostruzione o al gonfiore in seguito a infezioni o lesioni. Un bambino che mostra segni di distress respiratorio, come rantoli, cianosi o respirazione rapida e superficiale, ha bisogno di attenzione immediata.

Anche i **problemi cardiovascolari** sono comuni. Il polso rapido, il pallore, le estremità fredde o il ritardo nella ricarica capillare possono essere i primi segni di insufficienza circolatoria. Nei neonati, un segno impercettibile come la letargia o il rifiuto di alimentarsi può essere un segnale di allarme precoce.

I traumi rappresentano una grande percentuale delle emergenze pediatriche. Che si tratti di cadute, ustioni, ingestione di corpi estranei o lesioni causate da incidenti stradali, una valutazione rapida e un trattamento adeguato sono fondamentali. Per esempio, una frattura in un bambino può non essere così evidente come in un adulto, perché le ossa dei bambini sono più flessibili.

Le convulsioni febbrili, sebbene siano spaventose da osservare, sono relativamente comuni nei bambini e sono generalmente benigne. Tuttavia, è fondamentale distinguere queste convulsioni da altre potenziali cause di convulsioni, come le infezioni del sistema nervoso centrale.

Le infezioni sono un'altra causa frequente di visite al pronto soccorso pediatrico. Meningite, setticemia e polmonite possono progredire rapidamente nei bambini, in particolare nei neonati. Il riconoscimento precoce di segni come febbre persistente, rifiuto di mangiare, sonnolenza o irritabilità può salvare la vita.

Affrontare le emergenze pediatriche non riguarda solo l'assistenza medica. È altrettanto fondamentale rivolgersi al bambino e alla sua famiglia con empatia, rassicurazione e comunicazione efficace. L'approccio incentrato sul bambino significa utilizzare tecniche non invasive, ove possibile, spiegare ogni fase del processo al bambino e alla sua famiglia e garantire il loro comfort e la loro sicurezza durante tutto il processo.

Le emergenze pediatriche sono un'area della medicina in cui si intersecano conoscenza, rapidità d'azione e sensibilità. Una gestione efficace di queste situazioni può fare la differenza per un bambino e la sua famiglia.

Capitolo 4

PATOLOGIE COMUNI IN PEDIATRIA

Malattie infettive e il loro trattamento.

Le malattie infettive nei bambini costituiscono una parte importante della medicina pediatrica. Comprendono una serie di patologie causate da agenti infettivi come virus, batteri, funghi e parassiti. In ogni fase della crescita, possono manifestarsi malattie infettive specifiche, la cui gestione richiede una conoscenza approfondita. Esploriamo questo vasto argomento in modo fluido.

Quando pensiamo alle **malattie infettive in pediatria,** l'immagine classica è quella di un bambino febbricitante, magari con tosse o naso che cola. Ma al di là di questa immagine, la realtà è molto più complessa. Le infezioni nei bambini possono andare dal comune raffreddore a infezioni gravi, anche mortali.

Le infezioni virali sono probabilmente le più comuni. Chi non ha mai sentito parlare di varicella, influenza o rosolia? Queste malattie, sebbene generalmente benigne, possono essere gravi in alcuni bambini. Ad esempio, l'influenza, spesso considerata come un semplice "raffreddore invernale", può portare a complicazioni gravi, come polmonite o miocardite. Gli antivirali come il Tamiflu possono essere utilizzati per trattare l'influenza, ma la prevenzione attraverso la vaccinazione rimane il mezzo di protezione più efficace.

Le infezioni batteriche, invece, sono spesso più gravi. Si pensi alla meningite batterica o alla polmonite da pneumococco. Queste infezioni richiedono un trattamento rapido, spesso con antibiotici ad ampio spettro, prima che venga identificato l'agente patogeno preciso. Una volta identificati i batteri causali, si può iniziare un trattamento più mirato. La resistenza agli antibiotici è un problema crescente, che rende ancora più importante l'uso giudizioso di questi farmaci.

Le infezioni fungine, sebbene meno comuni, possono verificarsi, soprattutto nei bambini immunocompromessi. La candidosi orale, comunemente nota come mughetto, è un'infezione comune nei neonati. Gli agenti antimicotici, come il fluconazolo, possono essere utilizzati per trattare queste infezioni.

E non dimentichiamo le **infezioni parassitarie**. I vermi della spilla, che causano prurito anale notturno, sono comuni tra i bambini che vivono in gruppo. Gli antiparassitari come il mebendazolo sono efficaci per trattare questa condizione.

La prevenzione delle malattie infettive è innanzitutto una questione di **vaccinazione**, un'arma potente contro molte malattie. I vaccini hanno permesso di eliminare o ridurre notevolmente l'incidenza di malattie un tempo comuni, come la poliomielite e il morbillo.

Un altro aspetto fondamentale della prevenzione è l'**igiene**. Insegnare ai bambini le buone pratiche, come il lavaggio regolare delle mani e l'uso di fazzoletti monouso, può ridurre in modo significativo la trasmissione delle infezioni.

Le malattie infettive in pediatria coprono un ampio spettro. La loro gestione richiede una comprensione approfondita della patologia, nonché un approccio centrato sul bambino che tenga conto delle sue esigenze specifiche. La prevenzione, attraverso la vaccinazione e l'educazione all'igiene, rimane il pilastro della lotta contro queste infezioni.

Patologie respiratorie.

Le malattie respiratorie nei bambini svolgono un ruolo importante nella pediatria. L'apparato respiratorio dei bambini piccoli è in continuo sviluppo e li rende vulnerabili a una serie di condizioni. Dalla semplice rinite a condizioni più gravi come la polmonite, la gamma di malattie respiratorie è vasta. Addentriamoci in questo mondo dove ogni respiro è importante.

I sistemi respiratori dei bambini hanno caratteristiche anatomiche e fisiologiche uniche. Le vie respiratorie sono più strette, il diaframma svolge un ruolo fondamentale nella respirazione e la gabbia toracica è più flessibile. Queste caratteristiche specifiche rendono i bambini particolarmente suscettibili alle infezioni e alle ostruzioni.

Le infezioni virali, come il rhinovirus o il virus respiratorio sinciziale (RSV), sono spesso la causa di disturbi comuni. La bronchiolite, generalmente causata da RSV, è un'infiammazione delle piccole vie aeree. Colpisce soprattutto i bambini e, in alcuni casi, può richiedere il ricovero in ospedale per l'ossigenoterapia.

L'asma e il broncospasmo sono condizioni croniche comuni nei bambini. Caratterizzati dall'infiammazione delle vie aeree, possono essere scatenati da allergeni, infezioni, esercizio fisico o altri fattori. I broncodilatatori, come il salbutamolo, e i corticosteroidi per via inalatoria sono i trattamenti comunemente utilizzati.

La polmonite è un'infezione dei polmoni, generalmente causata da batteri come lo pneumococco, ma anche da virus. Può essere contratta in comunità o in ospedale. I sintomi variano, ma febbre, tosse e difficoltà respiratorie sono comuni. Il trattamento dipende dalla gravità, ma gli antibiotici sono spesso prescritti per la polmonite batterica.

La fibrosi cistica è una malattia genetica che colpisce i polmoni e altri sistemi. Provoca un'aumentata produzione di muco, che porta a frequenti infezioni respiratorie. L'assistenza multidisciplinare è essenziale, compresi i fisioterapisti per le sessioni di drenaggio bronchiale.

Non dimentichiamo le patologie legate ai **corpi estranei**. I bambini, curiosi per natura, possono inalare piccoli oggetti, causando un'ostruzione parziale o totale delle vie respiratorie. Un intervento rapido è essenziale per rimuovere il corpo estraneo e prevenire le complicazioni.

Le patologie respiratorie nei bambini sono diverse e varie. Richiedono una conoscenza approfondita dell'anatomia e della fisiologia pediatrica. La prevenzione, in particolare attraverso la vaccinazione contro alcune infezioni respiratorie, è un pilastro essenziale dell'assistenza. Ma al di là dei trattamenti e degli interventi, è fondamentale considerare il bambino nel suo insieme, integrando la sua famiglia e il suo ambiente sociale, per garantire un'assistenza olistica ed efficace.

Disturbi digestivi e nutrizionali.

I disturbi digestivi e nutrizionali nei bambini sono una delle principali preoccupazioni dei genitori e degli operatori sanitari. Che si tratti di un semplice mal di pancia o di una patologia più complessa come la celiachia, queste condizioni non solo influiscono sul benessere dei bambini, ma possono anche avere ripercussioni sulla loro crescita e sul loro sviluppo. Immergiamoci in un mondo in cui ogni boccone e ogni digestione contano.

L'apparato digerente di un bambino è un luogo di apprendimento. Fin dalla nascita, si adatta al passaggio dal latte materno o artificiale, poi gradualmente a una varietà di alimenti. Questo adattamento non è sempre lineare e può essere costellato da piccoli inconvenienti o problemi più gravi.
Le coliche del neonato sono uno dei primi disturbi digestivi che si incontrano. Sebbene innocue, possono essere fonte di disagio per il bambino e di ansia per i genitori. Le cause rimangono poco chiare, ma semplici

interventi come il cambio di posizione o la somministrazione di probiotici possono talvolta aiutare.

Con l'introduzione di nuovi alimenti, alcuni bambini sviluppano **allergie alimentari**. Queste possono manifestarsi come sintomi digestivi, cutanei o respiratori. Evitare l'allergene e gestire i sintomi sono al centro della terapia.

La stitichezza è un altro disturbo comune in pediatria. Può essere causata da fattori dietetici, psicologici o funzionali. Un'idratazione adeguata, una dieta ricca di fibre e, talvolta, l'uso di lassativi sono i pilastri del trattamento.

La gastroenterite, generalmente di origine virale, è comune nei bambini. Sono caratterizzate da vomito, diarrea e talvolta febbre. La reidratazione è essenziale per prevenire la disidratazione.

In termini di nutrizione, l'**obesità infantile è una** preoccupazione crescente. Apre le porte ad altre patologie, come il diabete e l'ipertensione. Un approccio multidisciplinare, che combini dieta, attività fisica e supporto psicologico, è essenziale.

Al contrario, la **denutrizione** può derivare da malattie croniche, disturbi alimentari o condizioni socio-economiche sfavorevoli. Compromette la crescita e lo sviluppo del bambino e richiede una gestione nutrizionale adeguata.

Anche malattie come la **celiachia** o il morbo **di Crohn** colpiscono l'apparato digerente. Richiedono una diagnosi precisa, spesso basata su biopsie, e un trattamento specifico, che comprende diete e farmaci adattati.

I disturbi digestivi e nutrizionali nei bambini sono vasti e interconnessi. È essenziale fornire un'assistenza completa, tenendo conto dell'intero bambino e adattandosi al suo stadio di sviluppo. I genitori, supportati dagli operatori sanitari, svolgono un ruolo centrale nel riconoscere e gestire questi disturbi, garantendo così il benessere e la crescita sana del bambino.

Patologie neurologiche.

L'affascinante mondo del cervello del bambino è un complesso mix di potenziale, sfida e mistero. Le patologie neurologiche pediatriche colpiscono questa struttura delicata e in via di sviluppo, influenzando non solo la funzione cerebrale, ma anche il pieno potenziale del bambino. Dall'epilessia ai disturbi dello spettro autistico, queste condizioni sono varie e richiedono un'assistenza personalizzata e ricca di sfumature. Intraprendiamo un viaggio attraverso le complessità del sistema nervoso pediatrico.

Fin dai primi giorni di vita, il **cervello del** bambino è in fermento e crea innumerevoli connessioni neuronali. Ma alcune condizioni possono interrompere questo sviluppo armonioso. I **disturbi neuromuscolari**, come la miopatia o la distrofia muscolare, influenzano la comunicazione tra i nervi e i muscoli, influenzando il movimento e la forza muscolare.

L'epilessia è uno dei disturbi neurologici più comuni nei bambini. È caratterizzata da crisi ricorrenti derivanti da un'attività elettrica anomala nel cervello. Mentre alcune epilessie sono benigne e scompaiono con l'età, altre richiedono un trattamento a lungo termine per controllare le crisi.

I disturbi dello spettro autistico (ASD) influenzano la comunicazione, il comportamento e la socializzazione. Sebbene le cause esatte rimangano enigmatiche, spesso viene suggerita una combinazione di fattori genetici e ambientali. Un'assistenza precoce e multidisciplinare, incentrata sulle terapie comportamentali, è fondamentale per sostenere questi bambini.

I disturbi del movimento, come il morbo di Parkinson giovanile o la corea di Sydenham, sebbene rari, possono colpire i bambini. Si manifestano con movimenti involontari, tremori o rigidità muscolare.

La paralisi cerebrale è una condizione permanente che deriva da un danno cerebrale subito durante il periodo perinatale. Colpisce la postura, il movimento e la coordinazione, richiedendo spesso terapie di riabilitazione e adattamenti alla vita quotidiana.

Sebbene rari, i **tumori cerebrali** sono la principale causa di morte per cancro nei bambini. Il trattamento dipende dal tipo, dalla posizione e dall'estensione del tumore, combinando chirurgia, radioterapia e chemioterapia.

Le malformazioni congenite del sistema nervoso, come la spina bifida o l'anencefalia, sono anomalie strutturali presenti fin dalla nascita, che influenzano notevolmente la qualità della vita del bambino.

Le patologie neurologiche pediatriche sono tanto diverse quanto profonde. Influenzano l'essenza stessa di ciò che ci rende umani: la nostra capacità di pensare, sentire e interagire. Nonostante le sfide poste da queste condizioni, con il giusto supporto, molti bambini possono superare questi ostacoli e realizzare il loro pieno potenziale. In questo percorso, il supporto medico, familiare e sociale è fondamentale e offre a ciascun bambino la possibilità di brillare nel suo modo unico.

Malattie metaboliche e la genetica.

Ah, il metabolismo! Quell'incredibile fabbrica chimica che lavora instancabilmente per convertire tutto ciò che consumiamo in energia e componenti essenziali per le nostre cellule. Ma a volte, nel complicato libro del nostro codice genetico, una pagina viene strappata o scritta in modo diverso, dando luogo ad anomalie metaboliche e genetiche che possono avere conseguenze devastanti per il bambino. Dalla fenilchetonuria alla fibrosi cistica, queste malattie sono il risultato della complessa danza tra i nostri geni e il nostro ambiente.

Le malattie metaboliche ereditarie sono causate da mutazioni genetiche che interrompono le normali vie metaboliche. Prendiamo ad esempio la **fenilchetonuria (PKU)**. In questa condizione, il corpo non riesce a metabolizzare un aminoacido chiamato fenilalanina. Se non trattata, può portare a gravi problemi neurologici. Fortunatamente, una dieta rigorosa può aiutare a gestire questa condizione.

La fibrosi cistica è un'altra temibile malattia genetica, che colpisce principalmente i polmoni e l'apparato digerente. Le persone affette producono un muco denso che può ostruire le vie respiratorie e causare infezioni polmonari ricorrenti. Le terapie fisiche, i farmaci e le modifiche alla dieta sono essenziali per gestire questa malattia.

Le glicogenosi sono un gruppo di malattie metaboliche in cui l'organismo ha difficoltà a utilizzare e immagazzinare lo zucchero sotto forma di glicogeno. Questo può portare a problemi muscolari ed epatici e spesso richiede una gestione dietetica specialistica.

Esistono anche le **lipidosi**, malattie ereditarie caratterizzate dall'accumulo anomalo di grassi nelle cellule, che possono portare a sintomi neurologici e viscerali.

Gli errori congeniti del metabolismo non sono le uniche preoccupazioni. Ci sono **anomalie cromosomiche**, come la sindrome di Down, dove un cromosoma in più può portare a ritardi nello sviluppo, caratteristiche facciali distinte e altre sfide mediche.

Le malattie come la **distrofia muscolare** derivano da mutazioni genetiche che influenzano la funzione muscolare. I bambini affetti possono manifestare una debolezza muscolare progressiva e altre complicazioni.

Ma la ricerca sta avanzando a passi da gigante. Le **terapie geniche** promettono trattamenti rivoluzionari per alcune di queste malattie. Mirando direttamente ai geni difettosi, potrebbe essere possibile correggere o sostituire il codice genetico problematico, aprendo nuove prospettive per il futuro.

Le malattie metaboliche e genetiche nei bambini ci ricordano l'importanza e la fragilità dei nostri codici genetici e metabolici. Sebbene queste malattie possano confondere e sconvolgere, l'innovazione medica e il supporto adeguato offrono speranza e sostegno ai bambini e alle loro famiglie. In questa ricerca, la comprensione, la pazienza e l'amore sono essenziali quanto i farmaci.

Capitolo 5

SFIDE PSICOSOCIALI IN PEDIATRIA

L'impatto di una malattia cronica sui bambini e sulle loro famiglie.

La scoperta di una malattia cronica in un bambino non è solo un'onda d'urto medica; è uno sconvolgimento che scuote l'intero tessuto familiare, lasciando il segno sulla vita quotidiana, sullo sviluppo del bambino e sulle aspettative dei genitori. La malattia cronica di un bambino non è solo una diagnosi medica, ma diventa un viaggio intimo pieno di emozioni, sfide e speranze.

Quando a un bambino viene diagnosticata una malattia cronica, l'**innocenza dell'**infanzia sembra essere presa in ostaggio da consultazioni mediche, trattamenti e sorveglianza costante. Il gioco spontaneo può essere interrotto dai farmaci e il pigiama sostituito dal camice dell'ospedale.

Dal punto di vista emotivo, i bambini possono sentirsi arrabbiati, tristi o confusi per la loro malattia. Possono emergere domande come "Perché io?" o "È colpa mia?". Inoltre, possono provare sentimenti di isolamento se non possono partecipare alle attività con i loro coetanei o se gli altri bambini li trattano in modo diverso.

Per i **genitori, il** senso di colpa, la paura e l'ansia sono spesso all'ordine del giorno. Possono chiedersi cosa avrebbero potuto fare diversamente, o incolpare se stessi per la diagnosi. Allo stesso tempo, devono imparare a orientarsi in un mondo medicalizzato, a familiarizzare con il gergo medico e a diventare i solidi difensori di loro figlio.

Anche i fratelli e le sorelle non vengono risparmiati. Possono sentirsi gelosi di tutte le attenzioni riservate al fratello o alla sorella malati. Oppure, al contrario, possono assumere un ruolo protettivo, mettendo da parte le proprie esigenze per sostenere la famiglia.

Socialmente, i bambini e le loro famiglie possono sentirsi isolati. Le normali attività familiari, come andare a una festa di compleanno o una gita al parco, possono diventare difficili da organizzare. I genitori possono anche trovare difficile bilanciare il tempo tra il bambino malato e gli altri figli.

Una malattia cronica può avere un impatto **finanziario** significativo. Tra spese mediche, viaggi e, a volte, la necessità per un genitore di ridurre l'orario di lavoro o di smettere di lavorare, il costo può essere pesante.

Ma nonostante queste sfide, ci sono anche **momenti di grazia**. Le famiglie colpite da malattie croniche spesso sviluppano un'incredibile resilienza. Imparano a celebrare le piccole vittorie, ad apprezzare i momenti di normalità e ad unirsi di fronte alle avversità. Si formano legami profondi, non solo all'interno della famiglia, ma anche con altre famiglie che attraversano prove simili, creando una preziosa rete di supporto.

L'impatto di una malattia cronica sui bambini e sulle loro famiglie è multidimensionale e riguarda ogni aspetto della loro vita. Ma con il giusto sostegno, la comprensione e tanto amore, queste famiglie possono non solo sopravvivere, ma anche prosperare, trovando una forza e una profondità che non avevano mai immaginato possibili.

Problemi comportamentali e sviluppo.

Quando pensiamo ai bambini, spesso immaginiamo risate, giochi e continue scoperte. Ma il quadro non è sempre così idilliaco. Alcuni bambini con disturbi comportamentali o dello sviluppo affrontano un percorso pieno di ostacoli, così come le loro famiglie. Questi disturbi, spesso non riconosciuti o fraintesi, rappresentano una sfida importante, ma con un'assistenza adeguata e una maggiore consapevolezza, si possono fare progressi significativi.

I problemi comportamentali nei bambini possono manifestarsi in modi diversi. Possono mostrare aggressività, opposizione costante, capricci, bugie ripetute, furti o un marcato ritiro sociale. Dietro questi comportamenti, a volte si nascondono disturbi come il **disturbo oppositivo provocatorio (ODD)** o il **disturbo della condotta**. Questi disturbi non sono semplicemente il risultato di una 'cattiva educazione'; spesso sono il risultato di complessi fattori biologici, ambientali e psicosociali.

Accanto a questi disturbi comportamentali ci sono i **disturbi dello sviluppo**. Questi comprendono un ampio spettro di difficoltà che influenzano la crescita e lo sviluppo del bambino. Il **disturbo dello spettro autistico (ASD)** è un esempio. I bambini con ASD possono presentare difficoltà di comunicazione, comportamenti ripetitivi e sfide nelle interazioni sociali. Ogni bambino con ASD è unico e il modo in cui il disturbo si manifesta può variare notevolmente da un individuo all'altro.

I disturbi dello sviluppo motorio come la **disprassia** influenzano la coordinazione e il movimento. Il bambino può avere difficoltà a svolgere attività quotidiane come vestirsi, scrivere o allacciarsi le scarpe.

Il campo delle **difficoltà di apprendimento** comprende difficoltà specifiche nell'acquisizione di competenze accademiche. Ad esempio, la **dislessia** riguarda la lettura, la **discalculia** la matematica e la **disortografia** la scrittura.

È fondamentale capire che questi bambini non "scelgono" di avere dei disturbi. Non sono né "pigri" né "cattivi". Devono affrontare sfide che la maggior parte di noi non può comprendere appieno. Eppure, con il giusto supporto - che si tratti di terapia, istruzione adattata o semplicemente di pazienza e comprensione - possono superare molte barriere.

Affrontare i disturbi comportamentali e dello sviluppo richiede una consapevolezza collettiva. Come società, come operatori sanitari, come educatori e come genitori, dobbiamo educarci, sensibilizzare e, soprattutto, ascoltare. Perché ogni bambino, a prescindere dal suo disturbo, ha il diritto di crescere in un ambiente in cui sia compreso, sostenuto e amato.

Il ruolo dell'infermiere a sostegno e il supporto psicosociale.

Gli infermieri non sono solo i custodi dell'assistenza medica. Svolgono anche un ruolo cruciale come pilastro del supporto psicosociale per i pazienti e le loro famiglie. Nel trambusto di ospedali e cliniche, gli infermieri sono spesso i primi a individuare i segnali di disagio emotivo e a offrire un sostegno inestimabile. Lungi dall'essere un semplice fornitore di cure cliniche, gli infermieri svolgono anche un ruolo centrale nel sostenere i pazienti dal punto di vista emotivo.

Ascolto attivo: il primo passo di qualsiasi supporto psicosociale è l'ascolto attivo del paziente. Per l'infermiere, questo significa ascoltare attentamente, senza giudicare, le preoccupazioni, le paure e le emozioni del paziente. Questo ascolto va ben oltre le parole: include la capacità di cogliere ciò che non viene detto, i silenzi e le espressioni corporee.
Valutazione psicosociale: gli infermieri sono formati per valutare le esigenze psicosociali dei pazienti. Spesso sono i primi a identificare i segni di depressione, ansia o altri disturbi emotivi, e possono indirizzare i pazienti a specialisti o terapeuti, se necessario.

Supporto emotivo: la semplice presenza rassicurante di un infermiere può offrire un immenso conforto a un paziente ansioso o spaventato. Gli infermieri forniscono informazioni, rassicurazione, aiuto nel processo decisionale e spesso tengono semplicemente la mano di un paziente in difficoltà.

Educazione: informare i pazienti e le loro famiglie sulla loro condizione, sui trattamenti e sulle procedure imminenti può ridurre significativamente l'ansia. Gli infermieri svolgono un ruolo educativo, assicurandosi che i pazienti e le loro famiglie abbiano tutte le informazioni necessarie per comprendere la loro situazione.

Patrocinio: l'infermiere è spesso il principale difensore del paziente. Ciò può significare difendere le esigenze del paziente con l'équipe medica, garantire che il paziente abbia accesso alle risorse psicosociali o semplicemente assicurare che la voce del paziente sia ascoltata quando vengono prese le decisioni mediche.

Networking: gli infermieri possono indirizzare i pazienti a risorse esterne, come gruppi di sostegno, terapisti o servizi sociali, per garantire loro un supporto continuo.

Sostegno alla famiglia: la malattia o l'infortunio di un paziente si ripercuote su tutta la famiglia. Gli infermieri riconoscono l'importanza di sostenere non solo il paziente, ma anche i suoi cari, offrendo ascolto, informazioni e risorse.

La natura olistica dell'assistenza infermieristica comprende il benessere fisico ed emotivo dei pazienti. In quanto professionisti della salute che ascoltano e sono presenti quotidianamente, gli infermieri hanno l'opportunità unica di fare una differenza profonda e duratura nella vita dei loro pazienti, ben oltre l'assistenza medica tradizionale. La guida e il supporto psicosociale forniti dagli infermieri sono essenziali per il processo di assistenza sanitaria quanto il trattamento e i farmaci.

Capitolo 6

ETICA
IN PEDIATRIA

Processo decisionale nei pazienti minori.

Il processo decisionale medico nei minori è un argomento delicato e complesso, che coinvolge non solo questioni etiche e legali, ma anche dimensioni psicologiche e familiari. Sebbene la maggiore età legale vari da Paese a Paese, il principio fondamentale è che i minori non hanno generalmente il diritto di prendere decisioni mediche autonome. Tuttavia, man mano che crescono e maturano, la loro voce dovrebbe essere presa sempre più in considerazione.

Legislazione: ogni Paese ha le proprie leggi che regolano il consenso medico per i minori. In alcuni Paesi, ad esempio, un adolescente può dare il consenso per alcuni tipi di cure senza l'approvazione dei genitori. Queste eccezioni spesso riguardano la salute sessuale, la salute mentale o le situazioni di emergenza.

Il ruolo dei genitori: Fino alla maggiore età, in genere sono i genitori o i tutori legali a prendere le decisioni mediche per il proprio figlio. Tuttavia, è essenziale che queste decisioni siano prese nell'interesse del bambino e non sulla base delle convinzioni o dei desideri personali dei genitori.

Valutare la competenza: anche se un bambino è minorenne, ciò non significa che sia incapace di comprendere la sua situazione medica. Molti operatori sanitari valutano la competenza del bambino a partecipare alle decisioni sulle sue cure. Questa valutazione tiene conto non solo dell'età del bambino, ma anche della sua maturità, esperienza e comprensione della sua situazione.

Assenso: anche quando i bambini non sono legalmente autorizzati a dare il loro consenso, spesso si cerca il loro 'assenso'. Ciò significa spiegare la situazione al bambino in un linguaggio comprensibile e chiedere il suo consenso. Se un bambino è fortemente contrario a un intervento, questo può portare a un'ulteriore discussione con gli operatori sanitari, il bambino e i suoi genitori.

Conflitti e mediazione: Nelle situazioni in cui si verifica un conflitto tra i desideri del bambino e quelli dei genitori o degli operatori sanitari, può essere necessaria una mediazione. Alcuni ospedali dispongono di team etici specializzati o di mediatori per aiutare a risolvere tali controversie.

La dimensione etica: il processo decisionale nel caso di pazienti minori solleva una serie di questioni etiche. Come bilanciare i diritti dei genitori, i diritti del bambino e gli obblighi degli operatori sanitari? Quando e in che misura un bambino dovrebbe essere coinvolto nelle decisioni che potrebbero influenzare la sua vita?

Il processo decisionale nei pazienti minori è un atto delicato che richiede un approccio sfumato e multidimensionale. È essenziale rispettare sia i diritti del bambino che quelli dei genitori, garantendo al contempo che vengano prese le migliori decisioni possibili per la salute e il benessere del bambino.

I diritti dei bambini ospedalizzati.

Il ricovero in ospedale è un'esperienza potenzialmente stressante e destabilizzante per qualsiasi individuo, e questo può essere particolarmente vero per un bambino. Nel corso degli anni, sono stati fatti progressi nel riconoscere e proteggere i diritti dei bambini in ospedale, al fine di garantire il loro benessere fisico, emotivo e psicologico. Questi diritti riflettono la necessità di un approccio incentrato sul bambino e sulla famiglia durante la degenza ospedaliera.

1. Il diritto a un'assistenza adeguata:
I bambini hanno diritto a un'assistenza medica adeguata alla loro età, al loro sviluppo e alle loro esigenze specifiche.

Ciò include l'accesso a cure pediatriche specialistiche, quando necessario.

2. Diritto all'informazione:

Il bambino e la sua famiglia hanno il diritto di essere informati in modo comprensibile e adeguato all'età sullo stato di salute del bambino, sulle cure proposte e sulle altre opzioni disponibili.

3. Diritto di partecipazione:

A seconda della loro età e maturità, i bambini dovrebbero essere coinvolti nelle decisioni che riguardano la loro assistenza. La loro opinione deve essere presa in considerazione e rispettata il più possibile.

4. Diritto alla privacy :

La riservatezza delle informazioni mediche del bambino deve essere rispettata. Inoltre, le cure devono essere somministrate in un ambiente che preservi la dignità e la privacy del bambino.

5. Diritto al sostegno della famiglia:

L'ospedale deve facilitare la presenza dei genitori o dei tutori legali con il bambino il più possibile, anche durante le procedure mediche, se ciò è nell'interesse del bambino.

6. Diritto alla riduzione del dolore e della sofferenza:

Devono essere adottate tutte le misure per garantire che il dolore del bambino sia minimizzato o eliminato, sia attraverso interventi medici, tecniche non farmacologiche o supporto psicologico.

7. Diritto all'istruzione :

I bambini ricoverati per un periodo prolungato devono avere accesso alle risorse educative per garantire la continuità del loro apprendimento.

8. Diritto al tempo libero :

I bambini hanno il diritto di giocare, intrattenersi e partecipare ad attività ricreative adeguate alla loro età e al loro stato di salute durante la degenza in ospedale.

9. Il diritto a un ambiente sicuro:

I bambini devono essere protetti da qualsiasi rischio di danno o abuso durante la loro permanenza in ospedale.

L'ambiente ospedaliero deve essere sicuro e adattato alle esigenze dei bambini.

10. Diritto alla non discriminazione:
Tutti i bambini, indipendentemente dalla loro origine, religione, razza, sesso o condizione socio-economica, devono avere accesso a cure di qualità equivalente.

Questi diritti riflettono l'importanza di trattare i bambini in ospedale non solo come pazienti, ma come individui con le loro esigenze, desideri e preoccupazioni. Sottolineano inoltre la necessità di lavorare a stretto contatto con le famiglie per garantire il miglior risultato possibile per il bambino.

Problemi di fine vita e le cure palliative.

La questione della fine della vita e delle cure palliative è al centro di molti dibattiti etici, sociali e medici. Questi argomenti complessi e sensibili toccano l'essenza stessa di ciò che significa essere umano e di come percepiamo la vita, la morte, la sofferenza e la dignità. Ecco un'esplorazione delle principali questioni che riguardano questi temi:

1. Definizione e percezione di "fine vita":
Che cos'è la "fine della vita"? Si tratta del momento immediatamente precedente la morte o di un periodo più lungo caratterizzato da un deterioramento della salute? La definizione di questo periodo influenza le decisioni mediche, etiche e personali.

2. Rispetto dell'autonomia del paziente:
I pazienti hanno il diritto di decidere quando e come desiderano morire? Se sì, a quali condizioni? Le leggi sull'eutanasia e sul suicidio assistito variano da Paese a Paese, riflettendo i diversi valori e credenze della società.

3. Cure palliative contro trattamenti implacabili:

Le cure palliative si concentrano sull'alleviamento del dolore e sul miglioramento della qualità di vita, piuttosto che sulla cura. Ma dove tracciamo il confine tra cure benefiche e trattamenti troppo zelanti? A che punto il comfort del paziente deve avere la priorità sul prolungamento della vita a tutti i costi?

4. Comunicazione e processo decisionale:

Una comunicazione aperta tra i pazienti, le loro famiglie e l'équipe medica è essenziale. Tuttavia, discutere di questioni così delicate può essere difficile. Come possiamo garantire che tutte le parti siano ben informate e che le decisioni riflettano davvero i desideri e gli interessi del paziente?

5. Aspetti culturali e religiosi:

La percezione della morte, della sofferenza e delle cure di fine vita varia notevolmente a seconda della cultura e del credo religioso. Come possiamo garantire un'assistenza rispettosa e su misura per ogni individuo in una società sempre più diversificata?

6. Preparazione e supporto psicologico :

La fine della vita può essere un momento emotivo, non solo per il paziente ma anche per la famiglia. Come possiamo garantire un adeguato supporto psicologico per tutti?

7. Formazione e benessere degli operatori sanitari:

Gli operatori sanitari che si occupano di fine vita e di cure palliative possono sperimentare uno stress emotivo significativo. Come possiamo garantire la loro formazione e il loro benessere, affinché possano fornire la migliore assistenza possibile?

8. Questioni economiche:

La fine della vita può comportare costi medici significativi. Come bilanciare gli imperativi economici con la fornitura di cure di qualità? Chi decide e su quali basi?

9. L'evoluzione delle leggi e delle politiche:

Con l'evoluzione delle opinioni e delle conoscenze, come dovrebbero adattarsi le leggi e le politiche per riflettere questi cambiamenti, garantendo al contempo la protezione e la dignità di tutti gli individui?

Di fronte a queste sfide, è fondamentale adottare un approccio multidimensionale, rispettoso e centrato sulla persona per navigare nel complesso panorama delle cure di fine vita e palliative.

Capitolo 7

LAVORARE COME PARTE DI UN TEAM PEDIATRICO

Collaborazione con altri membri del team di cura.

La collaborazione con gli altri membri del team di cura è paragonabile a una danza delicata e complessa, orchestrata con l'obiettivo di raggiungere un'armonia perfetta per il bene del paziente. Si tratta di un processo continuo di scambio, apprendimento e sostegno reciproco.

Il cuore di questa collaborazione è la comunicazione aperta e trasparente. Ciò consente a ciascun professionista di comprendere la prospettiva dell'altro, di rispettare le sue aree di competenza e di adattare l'assistenza di conseguenza. Che si tratti di un medico che consulta un fisioterapista su un piano di riabilitazione, di un'infermiera che discute i farmaci di un paziente con un farmacista o di un assistente sociale che coordina l'assistenza domiciliare, ogni interazione si basa sulla fiducia reciproca e su una comprensione condivisa degli obiettivi.

Ma la collaborazione non si ferma qui. Richiede anche una profonda comprensione dei ruoli e delle responsabilità di ciascuno. In questo complesso mosaico di cure, ogni professionista apporta un pezzo unico al puzzle. Riconoscere l'importanza di ogni ruolo e valorizzare il contributo di ciascuno aiuta a creare un'atmosfera di rispetto reciproco.

Questa collaborazione è arricchita anche dalla formazione continua e dalla condivisione delle conoscenze. I workshop interdisciplinari, le discussioni sui casi e le revisioni di morbilità e mortalità sono tutte opportunità per il team di riunirsi, imparare gli uni dagli altri e migliorare costantemente la qualità dell'assistenza.

Anche l'ambiente di lavoro gioca un ruolo essenziale. Un ambiente che favorisce la collaborazione, sia in termini di spazi fisici per le riunioni che di tecnologie che consentono uno scambio fluido di informazioni, è essenziale.

Tuttavia, questa collaborazione non è priva di sfide. Le differenze di opinione, la formazione e le gerarchie professionali possono talvolta ostacolare una collaborazione senza intoppi. Tuttavia, mettendo sempre il paziente al centro dell'attenzione e riconoscendo che ogni membro del team apporta un valore inestimabile, questi ostacoli possono essere superati.

La collaborazione tra i membri del team di assistenza è un'avventura umana, fatta di ascolto, rispetto e aiuto reciproco, sempre con l'obiettivo di fornire la migliore assistenza possibile. È questa delicata alchimia che assicura che, qualunque sia la sfida, il team sarà sempre più forte insieme della somma delle sue parti.

Rapporti con i genitori e le famiglie.

La relazione con i genitori e le famiglie in ambito medico è una dimensione cruciale e intrecciata del processo di cura, in particolare in pediatria. Le loro emozioni, speranze, paure e aspettative non solo modellano la loro esperienza, ma influenzano anche il modo in cui l'assistenza viene percepita e ricevuta dal bambino.

Dal momento in cui una famiglia varca le porte di una struttura sanitaria, si mette in moto una dinamica complessa. I genitori, spesso preoccupati per il loro bambino, cercano conforto, chiarezza e competenza dagli operatori sanitari. In cambio, questi ultimi, pur essendo esperti di medicina, devono dimostrare capacità di ascolto, compassione e adattabilità per soddisfare le esigenze specifiche di ogni famiglia.

La fiducia è il pilastro centrale di questa relazione. Si costruisce attraverso una comunicazione trasparente, un ascolto attivo e un approccio incentrato sul paziente e sulla famiglia. Ogni interazione, che si tratti di un semplice aggiornamento, di una discussione sulla diagnosi o di una conversazione sulle opzioni terapeutiche, deve essere improntata al rispetto reciproco. Riconoscendo i genitori come partner nella cura, valorizzando la loro conoscenza intima del bambino e coinvolgendoli attivamente nel processo decisionale, questa fiducia si rafforza.

Ma al di là degli scambi medici, si tratta anche di riconoscere e convalidare le emozioni dei genitori. Le loro paure, speranze, dolore e sollievo sono aspetti fondamentali dell'esperienza di cura. Offrire un supporto psicosociale, risorse educative o semplicemente una spalla su cui appoggiarsi può fare un'enorme differenza.

Questo rapporto si estende naturalmente a tutta la famiglia. I fratelli, i nonni, gli zii e le zie possono svolgere un ruolo di sostegno al bambino malato. La loro partecipazione al processo, informandoli, rispondendo alle loro domande e riconoscendo il loro percorso emotivo, arricchisce l'ambiente di cura.

La collaborazione con la famiglia va oltre il semplice atto di assistenza. Dà forma all'esperienza, influenza i risultati e costruisce la resilienza. Perché, in ultima analisi, anche se la medicina può guidare il trattamento, è la forza combinata dell'amore della famiglia e della dedizione professionale che assicura il vero processo di guarigione.

Sfide e opportunità multidisciplinarità.

La multidisciplinarietà in medicina è un approccio in cui diversi professionisti di diverse discipline lavorano insieme per fornire un'assistenza olistica al paziente. Sebbene questo approccio presenti molte opportunità, è anche accompagnato da sfide uniche. In pediatria, dove il benessere del bambino è una preoccupazione centrale, navigare in questo mare multidisciplinare diventa ancora più cruciale.

Le sfide:

- **Comunicazione: il** primo ostacolo è spesso la comunicazione. Ogni disciplina ha il suo gergo, le sue pratiche e le sue priorità. Assicurare una comunicazione fluida ed efficace tra i membri può richiedere uno sforzo supplementare.

- **Gerarchia e territori:** a volte, le vecchie gerarchie o la percezione dei territori professionali possono ostacolare una collaborazione veramente egualitaria.

- **Coordinamento:** coordinare l'assistenza tra diversi team, in particolare in termini di appuntamenti, trattamenti e approcci terapeutici, può essere complesso.

- **Visione d'insieme:** con tanti specialisti coinvolti, può essere difficile avere una visione d'insieme della cura del paziente, in quanto ogni professionista si concentra sulla propria area di competenza.

Opportunità :

- **Assistenza olistica: la** collaborazione tra diverse discipline permette di offrire un'assistenza che comprende tutti gli aspetti del benessere del paziente, sia fisico che mentale, sociale o emotivo.

- **Formazione e apprendimento: la** multidisciplinarità offre un'opportunità di apprendimento unica. I professionisti possono imparare gli uni dagli altri le migliori pratiche e gli approcci delle rispettive discipline.

- **Sostegno reciproco:** in situazioni difficili, poter attingere alla conoscenza e all'esperienza di colleghi di altre discipline può essere prezioso.

Migliori risultati per i pazienti: La combinazione di diversi approcci può spesso portare a risultati migliori per i pazienti, affrontando i problemi da diverse angolazioni.

Innovazione: riunire diverse aree di competenza può portare a idee innovative e a soluzioni creative a problemi complessi.

Navigare nel mondo della multidisciplinarietà richiede una mente aperta, una disponibilità a collaborare e un riconoscimento reciproco dei ruoli di ciascuno. Sebbene questo possa presentare delle sfide, i potenziali benefici per i pazienti, in termini di assistenza completa e di benessere, ne fanno una strada innegabile per la medicina moderna.

Capitolo 8

ASPETTI SPECIFICI DELL'ASSISTENZA PER GRUPPO DI ETÀ

Cura dei neonati e neonati.

La cura dei neonati e dei bambini è un periodo delicato e cruciale della medicina pediatrica, che pone le basi per la salute e il benessere a lungo termine. Questa fase della vita, caratterizzata da una crescita rapida e da cambiamenti fisiologici, richiede un'attenzione particolare, competenze specialistiche e un approccio su misura.

Fin dal primo respiro, il passaggio dall'ambiente intrauterino al mondo esterno è una profonda trasformazione. Il neonato, con i suoi sistemi ancora immaturi, deve adattarsi a una moltitudine di nuovi stimoli e sfide.

Respirare, mangiare, crescere: le prime settimane e i primi mesi di vita sono dominati da queste funzioni fondamentali. Il neonato scopre la respirazione dell'aria, inizia la suzione e la digestione e sperimenta una crescita rapida.

Valutazioni iniziali: alla nascita, valutazioni immediate come il punteggio Apgar aiutano a valutare la vitalità del neonato. Esami fisici regolari assicurano poi che il bambino si stia sviluppando correttamente, rilevando eventuali anomalie o problemi di salute.

Allattamento e nutrizione: l'allattamento al seno è fortemente incoraggiato per i suoi molteplici benefici, sia nutrizionali che immunologici. Tuttavia, ogni famiglia è diversa e anche il latte artificiale può essere un'opzione. La chiave è garantire un'alimentazione adeguata per sostenere questa rapida crescita.

Monitoraggio dello sviluppo: I primi mesi sono segnati da pietre miliari dello sviluppo. Che si tratti del primo sorriso, della capacità di rotolarsi o dell'inizio della prensione, ogni pietra miliare è un segno che il neonato sta progredendo bene. Il monitoraggio regolare da parte di un professionista della salute assicurerà che lo sviluppo sia in linea con i tempi.

Vaccinazioni : Le vaccinazioni sono essenziali per proteggere i neonati e i bambini da molte malattie potenzialmente gravi. Il programma di vaccinazione inizia nei primi giorni di vita.

Educare i genitori: L'educazione dei genitori è altrettanto fondamentale. Che si tratti di consigli sul sonno, sull'alimentazione, sulla sicurezza o sulla stimolazione, i genitori hanno bisogno di linee guida per prendersi cura del neonato.

Problemi medici: alcuni neonati possono avere problemi come coliche, reflusso gastro-esofageo, ittero neonatale o altri problemi di salute specifici. Una gestione appropriata e un attento monitoraggio sono essenziali.

Al di là degli aspetti medici, prendersi cura di un neonato e di un bambino comporta un'immensa tenerezza, un'infinita pazienza e una profonda comprensione delle loro esigenze. È un momento di scoperta e di meraviglia, ma anche di sfida. Come operatori sanitari, sostenere la famiglia in questa avventura, fornire informazioni e risorse e offrire un'assistenza medica specializzata è un privilegio e un'immensa responsabilità.

Caratteristiche speciali per i bambini piccoli (2-6 anni).

L'età compresa tra i 2 e i 6 anni, spesso indicata come periodo della prima infanzia, è una fase cruciale nello sviluppo del bambino. Segnata da un equilibrio tra la scoperta dell'indipendenza e il persistente bisogno di sicurezza, questa fase è ricca di cambiamenti fisici, cognitivi, emotivi e sociali. I bambini non sono più semplici neonati, ma non sono ancora 'adulti': navigano in questo mondo intermedio con insaziabile curiosità.

Crescita fisica: sebbene la crescita non sia così rapida come nel periodo infantile, i bambini continuano a crescere costantemente. La loro coordinazione motoria migliora, passando dalla camminata goffa alla corsa, al salto e ad altre abilità motorie complesse.

Sviluppo cognitivo: questa è l'età della curiosità. I bambini iniziano a fare domande, spesso incessanti, sul mondo che li circonda. Sviluppano anche la loro immaginazione, che porta a elaborati giochi di ruolo. Compaiono le prime nozioni di logica e inizia a formarsi la capacità di comprendere concetti più astratti.

Linguaggio e comunicazione: l'esplosione del linguaggio è una delle caratteristiche più evidenti di questa fase. I bambini passano da un vocabolario limitato alla formazione di frasi complete, arricchendo costantemente il loro lessico e affinando la grammatica.

Sviluppo sociale ed emotivo: le emozioni diventano più complesse. Sebbene i terrible twos siano famosi, in realtà sono un segno della lotta del bambino per affermare la propria indipendenza e sentirsi sicuro. I bambini imparano anche a giocare con gli altri, passando dal gioco parallelo a quello più cooperativo. Cominciano a fare amicizia e a comprendere le dinamiche sociali di base.

Moralità e senso di sé: le nozioni di giusto e sbagliato diventano più chiare. I bambini iniziano a sviluppare il proprio senso di identità, a riconoscere le proprie preferenze e antipatie e a esprimere le proprie preferenze.

Istruzione e apprendimento: la maggior parte dei bambini di questa fascia d'età inizia la propria istruzione formale, all'asilo o nel primo anno della scuola primaria. Imparano le basi della lettura, della scrittura e della matematica e spesso sono entusiasti di imparare.

Salute e benessere : Anche se il sistema immunitario continua a rafforzarsi, i bambini possono ancora essere soggetti alle comuni malattie infantili. È anche un buon momento per instillare buone abitudini di salute, come una dieta equilibrata e una buona igiene dentale.

In qualità di operatori sanitari, la comprensione di queste particolarità è essenziale per fornire un'assistenza adeguata. I bambini dai 2 ai 6 anni non sono né grandi neonati né mini-adulti. Il loro mondo è unico, colorato e in continua evoluzione, e accompagnarli in questa avventura è una sfida e un privilegio.

Pediatria
per bambini in età scolare (7-12 anni).

Il periodo che va dai 7 ai 12 anni, corrispondente all'infanzia in età scolare, segna una fase di transizione tra la prima infanzia e l'adolescenza. Questa fase è caratterizzata da una maturazione cognitiva, sociale, emotiva e fisica. I bambini in età scolare acquisiscono autonomia, forgiano la propria identità e sviluppano competenze che li preparano al periodo tumultuoso dell'adolescenza.

Sviluppo fisico: i bambini crescono in modo più costante, acquisendo forza e resistenza. La coordinazione diventa più raffinata, rendendo possibile la partecipazione ad attività più complesse come gli sport di squadra o le arti, come la musica e la danza. È anche il momento in cui si possono notare gli inizi dei cambiamenti puberali.

Maturità cognitiva: i bambini in età scolare sono in grado di pensare in modo più logico e organizzato. Ora sono in grado di comprendere concetti più astratti, di risolvere problemi in modo più sistematico e di affrontare materie accademiche più impegnative.

Socializzazione e amicizie: Le relazioni con i coetanei diventano sempre più importanti. Le amicizie diventano più intense e durature, con una forte influenza reciproca. I bambini imparano a lavorare in gruppo, sia per i progetti scolastici che per le attività extrascolastiche.

Sviluppo emotivo: i bambini iniziano a comprendere più a fondo le proprie emozioni e quelle degli altri. La ricerca di autonomia può portare a conflitti con le figure autoritarie, ma anche a una maggiore responsabilità nella gestione della vita quotidiana.

Istruzione: la scuola svolge un ruolo centrale nella vita di un bambino in età scolare. La pressione accademica si intensifica e i bambini devono sviluppare le capacità di organizzazione, autodisciplina e studio.

Salute e prevenzione: anche se i bambini di questa età sono generalmente in buona salute, si tratta di un periodo chiave per instillare abitudini di vita sane, sia in termini di dieta equilibrata, attività fisica regolare o buona igiene. Le vaccinazioni e i controlli sanitari regolari rimangono essenziali.

Moralità ed etica: le nozioni di giusto e sbagliato diventano più complesse. I bambini iniziano a sviluppare una coscienza morale, a comprendere le sfumature e a mettere in discussione le regole stabilite.

Identità e autostima: i bambini iniziano a confrontarsi con gli altri, a valutare le proprie capacità e a sviluppare un'immagine di sé. Il sostegno dei genitori e degli educatori è fondamentale per costruire un'autostima positiva.

La pediatria per i bambini in età scolare non si limita a monitorare la crescita e a prevenire le malattie. Si tratta di un delicato periodo di transizione che richiede una comprensione olistica dei bambini, delle loro esigenze e delle sfide che devono affrontare. Ogni bambino si sviluppa al proprio ritmo e il ruolo di chi si prende cura di lui è quello di accompagnare questa crescita, sostenere durante le sfide e celebrare ogni vittoria, grande o piccola che sia.

Il passaggio all'assistenza adolescenti (di età compresa tra i 13 e i 18 anni).

Il periodo tra i 13 e i 18 anni, spesso definito adolescenza, è un momento di sconvolgimento, esplorazione e maturazione. Segna il passaggio dall'infanzia all'età adulta, un periodo in cui l'individuo, pur cercando l'indipendenza, può ancora avere bisogno del sostegno e dei consigli degli adulti che lo circondano. In pediatria, questa fase richiede un approccio personalizzato che tenga conto della complessità dei cambiamenti fisiologici, psicologici e sociali vissuti dagli adolescenti.

Trasformazione fisica: l'adolescenza è sinonimo di pubertà. Il corpo cambia a un ritmo rapido, con una crescita accelerata, la comparsa di caratteristiche sessuali secondarie e cambiamenti ormonali significativi. Queste trasformazioni possono essere fonte di incertezza e talvolta di disagio per gli adolescenti.

Evoluzione cognitiva: gli adolescenti iniziano a pensare in modo più astratto e critico. Sono capaci di pensare in modo metacognitivo, cioè di pensare al loro modo di pensare, e sviluppano a capacità di considerare le prospettive future e di fare piani a lungo termine.

Emozioni e identità: l'adolescenza è una ricerca di identità. Con questo arriva una montagna russa di emozioni, conflitti interni sull'appartenenza, la sessualità, la vocazione e il posto nel mondo. L'autostima e l'immagine del corpo assumono un'importanza particolare in questa fase.

Socializzazione: le relazioni con i coetanei spesso dominano la vita sociale di un adolescente. Queste relazioni possono essere una fonte di sostegno ma anche di pressione, soprattutto in termini di conformità. Gli adolescenti possono sperimentare e mettere in discussione le norme sociali, il che a volte può portare a comportamenti rischiosi.

Salute mentale: questo è un periodo in cui possono insorgere problemi di salute mentale come depressione, ansia e disturbi alimentari. È necessaria un'attenzione particolare per identificare e gestire questi problemi.

Istruzione e ambizioni future: con l'inizio della scuola secondaria e l'avvicinarsi della fine dell'istruzione obbligatoria, gli adolescenti si trovano di fronte a decisioni importanti sul loro futuro accademico e professionale.

Autonomia medica: il passaggio all'assistenza agli adolescenti implica anche la preparazione degli stessi a farsi carico della propria salute, a comprendere e gestire i farmaci e gli appuntamenti medici e ad adottare comportamenti sani.

Etica e morale: gli adolescenti sviluppano un senso della moralità più sfumato, mettono in discussione i loro valori e possono sfidare l'autorità e le norme stabilite.

Di fronte a questa moltitudine di cambiamenti, la transizione verso l'assistenza pediatrica agli adolescenti deve essere fluida e appropriata. È essenziale considerare l'adolescente non solo come un paziente, ma come un partner attivo nella sua cura. Gli operatori sanitari devono essere in grado di comprendere le problematiche specifiche di questa fascia d'età, offrire consigli pertinenti e, soprattutto, stabilire un rapporto di fiducia. È lavorando fianco a fianco con l'adolescente e la sua famiglia che possiamo garantire un'assistenza ottimale durante questo periodo cruciale della vita.

Capitolo 9

PREVENZIONE IN PEDIATRIA

L'importanza della vaccinazione.

La vaccinazione è uno dei più grandi trionfi della medicina moderna. Ha reso possibile la prevenzione e, in alcuni casi, l'eliminazione di malattie che, in passato, erano responsabili di milioni di morti e di casi di disabilità. Con la sua attenzione alla prevenzione, la vaccinazione è una perfetta illustrazione del proverbio: "Prevenire è meglio che curare". La vaccinazione si basa su un principio semplice ma potente: preparare il sistema immunitario a combattere una malattia prima ancora che si manifesti.

Immunità in azione: la vaccinazione funziona introducendo una versione indebolita o innocua dell'agente patogeno - sia esso un virus o un batterio - nell'organismo. Questa introduzione innesca una risposta immunitaria, consentendo all'organismo di "ricordare" l'aggressore. Ciò significa che, in caso di esposizione futura, il sistema immunitario è pronto a combattere l'infezione in modo rapido ed efficace.

Protezione individuale e collettiva: sebbene la vaccinazione protegga principalmente l'individuo vaccinato, ha anche un effetto protettivo sulla comunità. Quando una percentuale sufficiente della popolazione viene vaccinata, si crea la cosiddetta immunità di gregge o di gruppo. Ciò significa che anche le persone che non sono state vaccinate, come quelle che non possono essere vaccinate per motivi medici, beneficiano di un grado di protezione perché la diffusione della malattia è limitata.

Riduzione delle malattie e delle complicanze: grazie alla vaccinazione, malattie un tempo comuni, come la poliomielite, il morbillo e la difterite, sono diventate rare in molte parti del mondo. Inoltre, per alcune malattie, anche se l'infezione non viene completamente prevenuta, la vaccinazione può ridurre la gravità dei sintomi e delle complicazioni.

Risparmio sui costi sanitari: prevenire le malattie è spesso meno costoso che curarle. Riducendo il numero di persone che si ammalano, la vaccinazione riduce i costi associati alle cure mediche, all'ospedalizzazione e all'assenza dal lavoro o dalla scuola.

Prevenire le epidemie: In un mondo globalizzato, dove le persone sono spesso in movimento, la vaccinazione svolge un ruolo cruciale nella prevenzione delle epidemie. Aiuta a contenere la diffusione di malattie contagiose e ad evitare crisi sanitarie.

Sfide e controversie: sebbene l'importanza della vaccinazione sia riconosciuta dalla maggior parte della comunità scientifica, essa deve affrontare delle sfide, non ultima la diffidenza di alcuni gruppi nei confronti dei vaccini. È fondamentale comunicare i benefici della vaccinazione, sulla base di solide prove scientifiche, per contrastare idee preconcette e miti.

La vaccinazione è uno degli interventi di salute pubblica più efficaci e convenienti. Non solo ha trasformato il panorama delle malattie infettive, ma continua a svolgere un ruolo cruciale nella promozione della salute globale, assicurando che le generazioni future siano protette da malattie un tempo temute.

Prevenzione incidenti domestici.

La casa, luogo di rifugio e di sicurezza, può anche essere teatro di numerosi incidenti, spesso imprevedibili ma evitabili. Cadute, ustioni, avvelenamenti e annegamenti sono tutti incidenti domestici che possono verificarsi se non facciamo attenzione. Questi incidenti possono colpire chiunque, dai bambini agli anziani. Fortunatamente, la maggior parte di essi può essere evitata con semplici misure preventive e una vigilanza costante.

1. Sicurezza dei bambini :

Angolo della casa: metta delle protezioni agli angoli dei tavoli o dei mobili per evitare contusioni e tagli.

Prese elettriche: utilizzi i coperchi delle prese per evitare che i bambini inseriscano le dita o altri oggetti.

Prodotti per la casa: li conservi fuori dalla portata dei bambini, preferibilmente in armadi chiusi a chiave.

Piccoli oggetti: eviti di lasciare in giro piccoli giocattoli o parti che potrebbero essere ingeriti.

2. Prevenzione delle cadute :

Tappetini: fissi bene i tappetini per evitare che scivolino.

Scale: si assicuri che siano ben illuminate e installi corrimano su entrambi i lati. Per i bambini più piccoli, installare una barriera in cima e in fondo.

Bagni: utilizzi tappetini antiscivolo e installi maniglie nella doccia o nella vasca da bagno.

3. Prevenzione delle ustioni:

Cucina: giri le maniglie delle pentole verso l'interno e utilizzi le luci posteriori del piano cottura.

Acqua calda: imposti lo scaldabagno ad una temperatura non superiore a 50°C per evitare gravi ustioni.

4. Prevenzione dell'avvelenamento :

Medicinali: Li conservi nella confezione originale e fuori dalla portata dei bambini.

Prodotti tossici: non li versi mai nelle bottiglie per alimenti e li conservi in luoghi sicuri.

5. Prevenzione dell'annegamento :

Piscine: installare una barriera o un allarme. Non lasci mai i bambini incustoditi nelle vicinanze.

Vasche da bagno: non lasci mai un bambino da solo in una vasca da bagno, nemmeno per un breve periodo.

6. Prevenzione degli incendi :

Rivelatori: installi dei rivelatori di fumo nella sua casa.

Sigarette: Non fumi mai a letto e spenga le sigarette in modo corretto.

Candele: Le collochi lontano dalle tende e le spenga sempre quando esce da una stanza.

7. Altre misure preventive:

Ventilazione: si assicuri che le stanze siano adeguatamente ventilate per evitare l'avvelenamento da monossido di carbonio.

Animali: si assicuri che gli animali domestici non rappresentino un pericolo, soprattutto per i bambini.

Una costante vigilanza, unita ad una buona educazione sui potenziali pericoli, può contribuire a ridurre il rischio di incidenti domestici. Creando un ambiente sicuro e rendendo ogni membro della famiglia consapevole dei potenziali rischi, possiamo prevenire efficacemente gli incidenti e garantire una casa sicura per tutti.

Educazione alla salute : alimentazione, igiene e attività fisica.

L'educazione alla salute è un pilastro fondamentale della prevenzione delle malattie e della promozione del benessere. Copre un'ampia gamma di argomenti, dall'alimentazione e l'igiene all'attività fisica. Comprendere e incorporare questi principi fin dalla più tenera età può gettare le basi per una vita sana ed equilibrata.

1. Nutrizione :

Una dieta equilibrata: comprendere la piramide alimentare, mangiare una dieta varia ricca di frutta, verdura, proteine, cereali integrali e latticini, limitando i grassi saturi, gli zuccheri e il sale.

Idratazione: sottolineare l'importanza dell'acqua come mezzo principale di idratazione, raccomandando un consumo regolare durante la giornata.

- **Prevenzione delle malattie:** spiegare il legame tra una dieta squilibrata e alcune malattie come l'obesità, il diabete e le malattie cardiovascolari.
- **Leggere le etichette:** Impari a capire le informazioni nutrizionali sui prodotti, in modo da poter fare scelte informate.

2. Igiene :

- **Lavarsi le mani:** insista nel fare la cosa giusta prima di mangiare, dopo aver usato la toilette e dopo essere entrato in contatto con gli animali.
- **Igiene personale:** spieghi la necessità di fare docce regolari, di lavarsi i denti due volte al giorno e di curare le unghie.
- **Prevenzione delle malattie:** discutere il ruolo dell'igiene nella prevenzione delle infezioni.
- **Ambiente:** sensibilizzazione sull'importanza di un ambiente pulito, della ventilazione degli ambienti e dell'igiene alimentare.

3. Attività fisica :

- **Attività fisica quotidiana:** enfatizzare le raccomandazioni dell'OMS di 150 minuti di attività fisica moderata a settimana per gli adulti e 60 minuti al giorno per i bambini.
- **Benefici per la salute: evidenzi i** benefici dell'attività fisica, come il rafforzamento dei muscoli, il miglioramento della salute cardiovascolare, la regolazione dei livelli di zucchero nel sangue e il rilascio di endorfine, le molecole del benessere.
- **Prevenire uno stile di vita sedentario:** sottolineare i pericoli di uno stile di vita sedentario, incoraggiando pause attive, passeggiate e uso delle scale.
- **Attività adattate:** Proporre idee di attività per tutte le età, tenendo conto delle preferenze e delle capacità individuali, che si tratti di danza, nuoto, passeggiate o yoga.

L'educazione alla salute è un investimento a lungo termine. Quanto prima le persone vengono informate e rese consapevoli, tanto più è probabile che adottino abitudini sane che dureranno per tutta la vita. Questo va oltre la semplice prevenzione delle malattie; è anche un modo per promuovere il benessere, l'autostima e una migliore qualità di vita.

Capitolo 10

GESTIONE DEL DOLORE E PROCEDURE INVASIVE

Valutazione e gestione dolore.

Valutare e gestire il dolore è una parte essenziale della pratica medica e infermieristica. Il dolore, sia esso acuto o cronico, fisico o emotivo, può avere un impatto importante sulla qualità di vita dei pazienti. Una gestione appropriata del dolore richiede un approccio olistico e personalizzato.

Comprendere il dolore :
- **Definizione:** il dolore è un'esperienza sensoriale ed emotiva spiacevole associata a un danno tissutale reale o potenziale, o descritta in termini di tale danno.
- **Tipi di dolore:** distinguere tra dolore acuto, spesso legato a una lesione o a un intervento chirurgico, e dolore cronico, che persiste oltre la normale guarigione dei tessuti.
- **Meccanismi:** comprendere le vie di trasmissione del dolore, dal sito di lesione al cervello, e i meccanismi con cui il dolore viene modulato.

Valutazione del dolore :
- **Scale di valutazione:** utilizzo di strumenti come la scala analogica visiva (VAS), la scala numerica o scale adattate per bambini o persone non comunicanti.
- **Valutazione complessiva: prendere** in considerazione la localizzazione, l'intensità, la durata e la qualità (pulsante, lancinante, bruciante, ecc.) del dolore, nonché i fattori che lo scatenano o lo calmano.
- **Impatto del dolore:** misurare le conseguenze sul sonno, sull'umore, sull'attività quotidiana e sulla mobilità del paziente.

Strategie di gestione :
- **Farmacologico:** uso di analgesici che vanno dai semplici antidolorifici (paracetamolo, antinfiammatori) agli oppioidi, compresi i coadiuvanti come gli antidepressivi o gli anticonvulsivanti per alcuni dolori neuropatici.

- **Non farmacologico:** tecniche come la fisioterapia, il rilassamento, l'agopuntura, la terapia cognitivo-comportamentale e l'ipnosi.
- **Intervento:** per alcuni tipi di dolore, possono essere prese in considerazione tecniche come iniezioni, blocchi nervosi, neurostimolazione o radiofrequenza.
- **Approccio multidisciplinare:** collaborazione tra medici, infermieri, psicologi, fisioterapisti e altri professionisti per fornire un'assistenza completa al paziente.

Educazione del paziente :
- **Autogestione:** incoraggiare i pazienti a prendere parte attiva alla propria cura, comprendendo il proprio dolore e utilizzando quotidianamente le tecniche di gestione del dolore.
- **Comunicazione:** sottolineare l'importanza di una comunicazione regolare con gli operatori sanitari per adeguare il trattamento e gestire eventuali effetti collaterali.

Valutazione continua :
- **Monitoraggio regolare:** riesaminare regolarmente il paziente per valutare l'efficacia del trattamento e regolarsi di conseguenza.
- **Qualità di vita:** garantire che la gestione del dolore porti a un miglioramento della qualità di vita, sia a livello fisico che psicologico.

Il dolore, in quanto esperienza soggettiva, richiede un approccio empatico e rispettoso. Ogni paziente è unico e i suoi sentimenti devono essere al centro del trattamento. Mettendo i pazienti al centro del processo decisionale e dando loro gli strumenti per gestire il dolore, possiamo migliorare significativamente il loro benessere e la loro qualità di vita.

Tecniche non farmacologiche sollievo dal dolore.

Le tecniche non farmacologiche per alleviare il dolore sono sempre più riconosciute per la loro efficacia e la mancanza di effetti collaterali. Questi approcci complementari possono essere utilizzati da soli o in combinazione con i trattamenti farmacologici, offrendo ai pazienti una gamma più ampia di strategie per gestire il dolore.

Metodi fisici :

- **Calore e freddo:** l'applicazione di impacchi caldi o freddi può aiutare ad alleviare il dolore muscolare o articolare, aumentando la circolazione sanguigna o riducendo l'infiammazione.

- **Massaggio:** rilassa i muscoli tesi, migliora la circolazione e può offrire un sollievo significativo, soprattutto per i dolori muscolari.

- **Stimolazione nervosa elettrica transcutanea (TENS):** utilizza piccoli elettrodi posizionati sulla pelle per inviare impulsi elettrici che possono interrompere o mascherare il dolore.

- **Fisioterapia:** esercizi e tecniche specifiche possono aiutare a rafforzare i muscoli, aumentare la flessibilità e ridurre il dolore.

Metodi cognitivi e comportamentali:

- **Terapia cognitivo-comportamentale (CBT):** aiuta i pazienti a riconoscere e modificare i modelli di pensiero o i comportamenti negativi che possono esacerbare il dolore.

- **Rilassamento e biofeedback:** queste tecniche insegnano ai pazienti come rilasciare la tensione muscolare e utilizzare il potere della mente per controllare i sintomi del dolore.

Meditazione e mindfulness: possono aiutare a ridurre la percezione del dolore, allenando il cervello a distaccarsi dai pensieri e dalle sensazioni spiacevoli.

Metodi tradizionali e alternativi:

Agopuntura: un'antica tecnica cinese che utilizza aghi sottili inseriti in punti specifici per riequilibrare l'energia del corpo.

Terapia del movimento, come lo yoga o il tai chi: queste discipline combinano il movimento fisico, la respirazione profonda e la meditazione per migliorare la forza, la flessibilità e il benessere generale.

Metodi sensoriali :

Aromaterapia: l'uso di oli essenziali per stimolare i sensi e favorire il rilassamento.

Musicoterapia: l'ascolto o la riproduzione di musica possono distrarre dal dolore e promuovere un senso di benessere.

Approcci alimentari :

Alimentazione: una dieta equilibrata può aiutare a ridurre l'infiammazione, a migliorare la funzione muscolare e ossea e a rafforzare il sistema immunitario.

Integratori e vitamine: alcuni, come la glucosamina o la vitamina D, possono aiutare ad alleviare alcuni tipi di dolore, anche se è sempre consigliabile consultare un medico prima di assumerli.

È fondamentale notare che l'efficacia di questi metodi varia da persona a persona. Ciò che funziona per un paziente potrebbe non essere altrettanto efficace per un altro. Una comunicazione aperta tra il paziente e l'operatore sanitario è fondamentale per trovare le tecniche più appropriate per ogni individuo.

Preparare il bambino procedure ed esami.

La preparazione del bambino a una procedura medica o a un esame è un elemento cruciale per ridurre l'ansia e le potenziali reazioni negative, facilitando al contempo il processo per il team sanitario. Una preparazione adeguata tiene conto dell'età del bambino, del suo livello di sviluppo, delle esperienze mediche precedenti e delle preferenze individuali.

1. Valutazione iniziale :
   - **Valutare le conoscenze del bambino:** Sapere cosa i bambini sanno già e cosa immaginano può aiutare a dissipare le idee sbagliate.
   - **Tenere conto delle esperienze mediche passate: I** bambini con esperienze negative possono richiedere un'attenzione particolare.
2. Fornire informazioni adeguate:
   - **Linguaggio appropriato:** utilizzare termini che il bambino può comprendere, evitando un linguaggio che potrebbe spaventare o fuorviare.
   - **Materiale visivo:** si possono usare libri, giocattoli o video per mostrare ai bambini cosa si aspettano.
3. Pratiche ludiche:
   - **Interpretare il ruolo:** permettere al bambino di 'interpretare' l'esame o la procedura in anticipo può renderla meno intimidatoria. Si possono usare bambole o orsacchiotti come 'pazienti'.
   - **Utilizzo di apparecchiature mediche:** lasci che il bambino tocchi e giochi con alcune apparecchiature (stetoscopi, medicazioni) per demistificarle.
4. Coinvolgimento dei genitori:
   - **Supporto emotivo:** incoraggiare i genitori a essere presenti per rassicurare e confortare il bambino.

Rinforzare le istruzioni: I genitori possono aiutare a spiegare i passaggi al bambino in modo rassicurante.

5. Tecniche di distrazione :

Storie e libri: racconti una storia o legga un libro durante l'esame.

Giochi e gadget: utilizzare gadget o giochi per distogliere l'attenzione del bambino dalla procedura.

6. Preparazione emotiva :

Tecniche di respirazione: insegni a suo figlio delle tecniche di respirazione per calmarlo.

Visualizzazione: incoraggiare il bambino a pensare a un luogo o a un'esperienza piacevole.

7. Riconoscimenti e premi:

Elogio: si congratuli con il bambino per il suo coraggio e la sua collaborazione.

Piccole ricompense: come ricompense post-procedura si possono dare adesivi o piccoli giocattoli.

8. Feedback dopo la procedura :

Debriefing: discutere con il bambino di come si è sentito durante la procedura o l'esame.

Suggerimenti per il futuro: Chieda al bambino e ai genitori come migliorare le visite future.

È fondamentale capire che ogni bambino è unico. Ciò che funziona per un bambino può non funzionare per un altro. La chiave è rimanere flessibili, ascoltare attentamente e adattarsi alle esigenze individuali di ogni bambino. Una preparazione efficace può contribuire notevolmente a un'esperienza medica positiva per il bambino, i genitori e gli accompagnatori.

Capitolo 11

SUPPORTO FAMIGLIE IN LUTTO

Riconoscere i segni segni di dolore.

Riconoscere i segnali di allarme di un lutto è essenziale per comprendere e sostenere chi sta vivendo questa esperienza emotivamente carica. Il lutto non riguarda solo la perdita di una persona cara a causa della morte, ma può verificarsi anche a seguito di altre forme di perdita, come una rottura, la perdita del lavoro, una malattia grave o persino importanti cambiamenti di vita. Sebbene il lutto sia una reazione naturale e personale, alcuni segni e sintomi sono comunemente osservati in molte persone in lutto.

1. Sintomi emotivi :
   - **Shock e incredulità:** una sensazione di irrealtà, come se ciò che sta accadendo non fosse reale.
   - **Tristezza profonda:** momenti di pianto intenso, sensazione di immenso vuoto o solitudine.
   - **Rabbia:** provare rabbia verso una situazione, verso se stessi, verso gli altri o anche verso l'universo o un potere superiore.
   - **Senso di colpa:** rimorso o rimpianto per cose non dette o non fatte, o sentirsi in colpa per essere sopravvissuti.
2. Sintomi fisici :
   - **Stanchezza:** sentirsi costantemente esausti, anche dopo una buona notte di sonno.
   - **Disturbi del sonno:** insonnia, risvegli notturni o sonno eccessivo.
   - **Cambiamenti nell'appetito:** perdita di appetito o, al contrario, alimentazione compulsiva.
   - **Dolore fisico:** mal di testa, dolore addominale o tensione muscolare.
3. Sintomi cognitivi :
   - **Difficoltà di concentrazione:** difficoltà a concentrarsi sui compiti o a prendere decisioni.
   - **Confusione:** sentirsi disconnessi o disorientati.

Ossessione: pensare costantemente alla persona o alla situazione perduta.

Sogni o incubi: sogni intensi di perdita.

4. Sintomi comportamentali :

Isolamento: ritirarsi dalle attività sociali o evitare amici e familiari.

Auto-negligenza: trascurare la propria salute, l'igiene o il benessere.

Ricerca della persona scomparsa: sentire che il defunto è ancora presente o cercare di riconnettersi con lui.

Evitare: evitare di ricordare la perdita.

5. Sintomi spirituali :

Ricerca del significato: Domande sul significato della vita, sulla mortalità o sulle credenze spirituali.

Dubbio: messa in discussione delle credenze religiose o spirituali.

Risentimento: rabbia verso un potere superiore per aver permesso la perdita.

È importante notare che il lutto è un processo individuale e non tutti sperimenteranno tutti questi sintomi o nello stesso ordine. Alcuni possono trovare conforto nel sostegno degli amici, della famiglia o dei gruppi di supporto, mentre altri possono aver bisogno di una terapia professionale per elaborare le proprie emozioni. È essenziale offrire sostegno e comprendere che il lutto è un processo che richiede tempo.

Le fasi e il processo del lutto.

Le fasi del lutto, spesso associate al lavoro della psichiatra Elisabeth Kübler-Ross, sono ampiamente riconosciute come un quadro per comprendere il processo di lutto. Tuttavia, è essenziale capire che queste fasi non sono lineari. Ciascuna persona può viverle in modo diverso, con alcune fasi percepite più intensamente di altre, o omesse del tutto. Ecco una panoramica delle fasi tradizionalmente identificate e una descrizione fluida di ciascuna:

1. Rifiuto :
Questa è la prima reazione a una perdita improvvisa o scioccante. Il mondo diventa improvvisamente surreale e tutto può sembrare sfocato. "Non può essere" o "Non può essere successo a me" sono pensieri comuni. La negazione è una difesa temporanea che attutisce la realtà scioccante della perdita.

2. Rabbia :
Quando la nebbia della negazione inizia a dissolversi, il dolore riemerge e per affrontarlo spesso ci arrabbiamo. Questa rabbia può essere diretta verso oggetti inanimati, estranei, amici o familiari. È anche comune provare rabbia verso la persona che è morta, o verso noi stessi per ciò che si sarebbe potuto fare in modo diverso.

3. Negoziazione :
Questa fase è caratterizzata dal tentativo di trovare un modo per evitare o minimizzare il dolore della perdita. Le persone possono rivolgersi a un potere superiore e cercare di 'negoziare' un accordo per alleviare il dolore. Sono comuni pensieri come "Se solo avessi fatto questo, allora non sarebbe successo".

4. Depressione :
Quando la realtà della perdita si fa strada, il lutto può diventare profondamente sentito. Questa fase è spesso caratterizzata da sentimenti di vuoto, disperazione e isolamento. A differenza della depressione clinica, questa tristezza è una risposta normale e appropriata alla perdita.

5. Accettazione :
Questo è il momento in cui le emozioni contrastanti iniziano a stabilizzarsi. L'accettazione non significa che il dolore sia scomparso, ma piuttosto che si inizia a trovare un modo per conviverci. Questo spesso comporta una riorganizzazione della sua vita, un adattamento delle sue

routine e l'accettazione della nuova realtà senza la presenza della persona amata.

È essenziale ricordare che il lutto è un processo unico per ogni individuo. Alcuni possono attraversare queste fasi rapidamente, mentre altri possono impiegare molto più tempo. Alcune persone possono anche saltare alcune fasi o attraversarle in un ordine diverso. In ogni caso, è fondamentale permettersi di provare queste emozioni e cercare supporto, se necessario.

Il ruolo dell'infermiere nel supporto alle famiglie in lutto.

Il ruolo dell'infermiere nel sostenere le famiglie in lutto è sia sfumato che essenziale. Nei momenti più bui, questi professionisti della salute sono spesso la prima linea di sostegno per le famiglie in lutto. Il loro ruolo va oltre la semplice assistenza medica e comprende l'ascolto, la guida e la compassione. Ecco una descrizione fluida di questo ruolo cruciale.

Gli infermieri, con le loro mani esperte e i loro cuori empatici, si trovano in una posizione privilegiata per offrire sostegno alle famiglie in lutto. Quando la tempesta del lutto spazza via tutto, spesso sono l'ancora di salvezza a cui queste famiglie si aggrappano. Nella complessità del lutto, ogni famiglia ha la sua storia, il suo viaggio. Eppure, al centro di ogni storia c'è l'infermiera, un faro costante nell'oscurità.

Fin dall'inizio, l'infermiera si sforza di creare un ambiente sicuro per la famiglia, un luogo in cui ogni membro possa esprimere liberamente il proprio dolore, rammarico, rabbia o mancanza di comprensione. Ascoltando attivamente, l'infermiere convalida i sentimenti della famiglia, assicurandosi che ognuno si senta ascoltato e compreso. Ma l'ascolto non si fa solo con le orecchie; si fa anche con il cuore, con l'empatia.

Oltre ad ascoltare, l'infermiere fornisce anche informazioni essenziali. Il dolore può essere spesso accompagnato da confusione e da molte domande. Che cosa è successo? Perché è successo? Cosa succederà dopo? Offrendo risposte chiare ed evitando il gergo medico, l'infermiere aiuta a chiarire questa confusione, consentendo alla famiglia di comprendere meglio la situazione.

Ma a volte le parole non bastano. In questi casi, la semplice presenza dell'infermiere può offrire un immenso conforto. Un tocco rassicurante, uno sguardo comprensivo o la semplice presenza possono essere esattamente ciò di cui la famiglia ha bisogno.

L'infermiere è anche presente per guidare la famiglia nelle fasi pratiche del lutto. Che si tratti di indirizzarli a gruppi di sostegno, di aiutarli a capire le procedure amministrative o di metterli in contatto con altri professionisti della salute, l'infermiere svolge un ruolo essenziale nel garantire che la famiglia non si senta sola.

Infine, è fondamentale ricordare che il lutto non finisce quando la famiglia lascia l'ospedale o la clinica. L'infermiere comprende questa realtà e spesso fa ogni sforzo per seguire la famiglia, sia attraverso una telefonata, una lettera o una visita. Questa continuità di assistenza è una perfetta illustrazione del profondo impegno dell'infermiere nei confronti delle famiglie in lutto.

L'infermiere è allo stesso tempo una guida, un sostegno e un testimone compassionevole. Sebbene il dolore possa talvolta sembrare insormontabile, la presenza costante e rassicurante dell'infermiere aiuta le famiglie a trovare la strada attraverso l'oscurità verso la luce della guarigione.

Capitolo 12

SITUAZIONI SPECIALI IN PEDIATRIA

Bambini con esigenze speciali (disabilità, malattie rare).

Prendersi cura di un bambino con esigenze speciali, che si tratti di una disabilità o di una malattia rara, è una sfida unica che richiede una profonda comprensione e un approccio personalizzato. Questi bambini, con le loro caratteristiche uniche e le loro esigenze specifiche, occupano un posto speciale nel mondo della pediatria. Ecco un'esplorazione fluida di questo argomento complesso ma fondamentale.

Nel vasto mondo della pediatria, c'è una costellazione di bambini che brillano di una luce diversa: i bambini con esigenze speciali. Sebbene ogni bambino sia unico a modo suo, questi bambini portano con sé storie, sfide e speranze che richiedono un'attenzione speciale.

Per cominciare, è essenziale riconoscere che il termine 'esigenze speciali' comprende un'ampia gamma di condizioni. Può andare da una disabilità fisica, come la paralisi cerebrale, a malattie rare che possono colpire qualsiasi sistema del corpo. Ma qualunque sia la condizione, una cosa rimane costante: la necessità di un'assistenza personalizzata e su misura.

Il nostro approccio a questi bambini inizia con una comprensione approfondita della loro condizione. Ciò richiede non solo conoscenze mediche, ma anche un ascolto attivo del bambino e della sua famiglia. Perché chi conosce meglio della famiglia le sfumature, le piccole vittorie e le sfide quotidiane del bambino? Integrando questa conoscenza intima con l'esperienza medica, è possibile sviluppare un piano di cura che soddisfi veramente le esigenze del bambino.

Ma non si tratta solo di cure mediche. Questi bambini, con le loro esigenze specifiche, desiderano anche la normalità. Vogliono giocare, imparare, ridere e vivere come qualsiasi altro bambino. È qui che risiede la vera arte della pediatria: trovare un equilibrio tra le cure mediche e la creazione di opportunità per il bambino di prosperare. Ciò può significare adattare un giocattolo, personalizzare una routine di apprendimento o semplicemente dedicare del tempo ad ascoltare le speranze e i sogni del bambino.

E poi c'è la famiglia. La presenza di un bambino con esigenze speciali può sconvolgere l'equilibrio familiare. I genitori possono sentirsi sopraffatti, i fratelli e le sorelle possono sentirsi trascurati e le tensioni possono talvolta aumentare. Anche in questo caso, il ruolo dell'operatore sanitario è essenziale. Offrendo sostegno, ascoltando le preoccupazioni e fornendo risorse, è possibile aiutare la famiglia a navigare in questo mare tumultuoso.

Prendersi cura di un bambino con esigenze speciali è un viaggio che richiede sia competenza medica che profonda compassione. Questi bambini, nonostante o forse proprio a causa delle loro sfide, apportano una ricchezza inestimabile al nostro mondo. Riconoscendoli, sostenendoli e celebrandoli, arricchiamo non solo le loro vite, ma anche le nostre.

Prendersi cura dei bambini maltrattati.

Trattare con i bambini maltrattati è una questione delicata che richiede un approccio multidimensionale, intriso di sensibilità, empatia e professionalità. Lo stigma dell'abuso va ben oltre le ferite fisiche visibili; scorre in profondità nella mente e nell'anima del bambino, plasmando il suo futuro in modi talvolta imprevedibili.

Quando un bambino maltrattato varca le porte di una struttura sanitaria o sociale, porta con sé un mosaico di dolore, trauma e sfiducia. Il primo passo per prendersi cura di questo bambino è valutare la sua sicurezza. Prima di qualsiasi intervento medico o terapeutico, è fondamentale assicurarsi che il bambino sia al sicuro da qualsiasi pericolo imminente. A volte questo può richiedere una stretta collaborazione con i servizi sociali e legali.

Allo stesso tempo, entra in gioco la dimensione medica. È necessaria una valutazione esaustiva delle lesioni fisiche, ma sempre effettuata con dolcezza ed empatia. È fondamentale ricordare che ogni gesto, ogni tocco, può far rivivere il trauma del bambino. La comunicazione è fondamentale: spiegare ogni fase, rassicurare il bambino e, se possibile, coinvolgere un professionista formato nella gestione psicologica del trauma.

Ma le cicatrici più profonde spesso non sono visibili ad occhio nudo. Il trauma psicologico ed emotivo dell'abuso può persistere a lungo dopo la scomparsa dei lividi fisici. È qui che è fondamentale un approccio olistico. Terapeuti, psicologi e assistenti sociali devono lavorare insieme per offrire al bambino uno spazio sicuro dove poter esprimere le proprie paure e il proprio dolore e iniziare il lungo processo di guarigione.

L'importanza della famiglia, o di ciò che ne rimane, non può essere sottovalutata. In alcuni casi, la famiglia può essere una fonte di sostegno, aiutando il bambino a guarire. In altri casi, la famiglia può essere all'origine del trauma, richiedendo una rivalutazione completa delle dinamiche familiari. In tutti i casi, l'approccio deve concentrarsi su ciò che è meglio per il bambino.

Al centro di questa cura c'è il bambino stesso. Ogni bambino è unico, con i propri meccanismi di difesa e le proprie reazioni al trauma. La chiave è ascoltare, ascoltare davvero, il bambino. Capire le sue esigenze, le sue paure e, soprattutto, le sue speranze per il futuro.

Prendersi cura di un bambino maltrattato è un viaggio. Un viaggio spesso costellato di ostacoli e dolore, ma anche di speranza. Con il sostegno, l'amore e la professionalità, è possibile guidare questi bambini verso un futuro migliore, dove lo stigma dell'abuso si trasforma in resilienza, forza e speranza.

Bambini con esigenze alimentari particolari (allergie, intolleranze).

Prendersi cura dei bambini con esigenze dietetiche speciali, come le allergie o le intolleranze alimentari, richiede un'attenzione meticolosa, un'approfondita competenza nutrizionale e, soprattutto, una grande empatia. In un mondo in cui il momento del pasto è spesso associato alla convivialità, alla celebrazione e alla tradizione, questi bambini possono talvolta sentirsi esclusi o diversi a causa delle loro restrizioni alimentari. Ma con la giusta conoscenza e il giusto approccio, queste sfide possono essere trasformate in opportunità di benessere, inclusione ed educazione.

All'inizio della vita, quando i genitori introducono nuovi alimenti nella dieta del bambino, possono comparire i primi segni di una reazione allergica. Queste reazioni possono variare da un semplice rash cutaneo a sintomi più gravi, persino pericolosi per la vita, come l'anafilassi. Ecco perché è essenziale un attento monitoraggio, soprattutto se c'è una storia familiare di allergie.

Le intolleranze alimentari, anche se spesso meno gravi, possono causare un disagio significativo. Sintomi come dolori addominali, gonfiore o problemi digestivi possono influire sulla qualità di vita del bambino, oltre a incidere sul suo sviluppo e sul suo benessere emotivo.

Come professionisti della salute, l'approccio alla cura di questi bambini inizia con una diagnosi precisa. Test allergologici, osservazioni e, in alcuni casi, eliminazioni di alimenti seguite da reintroduzioni sono essenziali per identificare i colpevoli. Una volta identificati, l'educazione diventa fondamentale. I bambini, così come i loro genitori, tutori o assistenti, devono essere informati sugli alimenti da evitare, sulle alternative sicure e sulle strategie per prevenire l'esposizione accidentale.

È anche essenziale considerare l'aspetto emotivo. Per un bambino, non essere in grado di mangiare la torta di compleanno a una festa o sentirsi diverso ai pasti della mensa può essere difficile da affrontare. Il supporto psicologico, combinato con strategie educative come la preparazione di cibi speciali per le occasioni speciali o la sensibilizzazione nelle scuole, può fare una differenza significativa.

Inoltre, dobbiamo sempre essere alla ricerca di innovazioni e nuove ricerche. Con l'evoluzione della scienza nutrizionale, possono essere introdotti nuovi alimenti e integratori, offrendo più opzioni e alternative per questi bambini.

Prendersi cura dei bambini con esigenze alimentari speciali è un delicato equilibrio di scienza, educazione ed empatia. Con una stretta collaborazione tra professionisti, famiglie e comunità, questi bambini possono condurre una vita sana, felice e pienamente integrata, nonostante le loro restrizioni alimentari.

Capitolo 13

TECNOLOGIA
E
PEDIATRIA

L'uso della tecnologia
nel monitoraggio e nell'assistenza.

Nel mondo in costante evoluzione della medicina pediatrica, le tecnologie giocano un ruolo sempre più importante, rivoluzionando il modo in cui vengono erogate le cure e trasformando le interazioni tra assistenti, pazienti e famiglie. L'integrazione della tecnologia nel monitoraggio e nell'assistenza pediatrica presenta un ricco panorama di innovazioni e sfide, nonché opportunità senza precedenti per ottimizzare il benessere dei bambini.

L'avvento della telemedicina, ad esempio, ha reso le consultazioni mediche più accessibili e flessibili. Non è più necessario viaggiare per un semplice check-up o per ottenere una consulenza specialistica: un appuntamento virtuale consente di discutere, valutare e pianificare l'assistenza. Per le famiglie che vivono in zone remote o con problemi di viaggio, questa è una vera rivoluzione.
Le cartelle cliniche elettroniche centralizzano tutte le informazioni relative al paziente, favorendo una migliore comunicazione tra gli operatori sanitari. Sono finiti i tempi delle pile di documenti cartacei; ora tutto è a portata di clic, consentendo una diagnosi più rapida e un migliore coordinamento delle cure.

L'uso di applicazioni dedicate al monitoraggio del trattamento, all'educazione terapeutica o alla gestione dei sintomi offre alle famiglie strumenti pratici per gestire la salute del bambino nel modo più efficace possibile. Queste applicazioni possono ricordare alle famiglie di assumere i farmaci del bambino, fornire informazioni su una malattia o consentire il monitoraggio in tempo reale dei sintomi, rendendo più facile la comunicazione con i familiari.

Anche i dispositivi indossabili, o portatili, sono in prima linea in questa trasformazione. Dagli orologi ai cerotti connessi, monitorano continuamente parametri come la frequenza cardiaca, l'ossigenazione del sangue e l'attività fisica. Una volta analizzati, questi dati possono fornire informazioni preziose per adattare il trattamento o anticipare le complicazioni.

Tuttavia, l'uso della tecnologia nel monitoraggio e nell'assistenza non è privo di sfide. La sicurezza dei dati, la formazione dei professionisti, l'adattabilità dei dispositivi alle esigenze specifiche dei bambini e il rischio di disumanizzare l'assistenza sono tutte aree di preoccupazione.

È quindi essenziale adottare un approccio ponderato ed etico quando si integrano le tecnologie. L'obiettivo finale è migliorare la qualità dell'assistenza, semplificare la vita delle famiglie e ottimizzare il benessere del bambino, preservando la preziosa relazione umana al centro del processo di cura.

In questo modo, la tecnologia, guidata dalla mano esperta dei professionisti della salute e dall'impegno delle famiglie, lavora per migliorare la salute e lo sviluppo dei bambini.

Telemedicina in pediatria.

La telemedicina pediatrica è come una finestra che si apre su un nuovo mondo di cure per i bambini, unendo l'abilità tecnologica e la finezza dell'arte medica, il tutto senza dover varcare la soglia di una clinica o di un ospedale. Unendo il virtuale e il reale, la telemedicina pediatrica offre una serie di possibilità, ma anche di sfide, che meritano particolare attenzione.

La principale attrattiva della telemedicina è la sua capacità di superare le barriere geografiche. Per le famiglie che vivono in aree remote, o per quelle che hanno vincoli logistici, l'accesso agli specialisti pediatrici può essere complesso. Grazie alla telemedicina, un bambino affetto da una malattia rara può essere consultato da uno specialista a centinaia di chilometri di distanza, comodamente dal salotto di casa.

Inoltre, per i bambini ansiosi o traumatizzati da precedenti visite mediche, il consulto virtuale può essere meno stressante, in quanto si svolge in un ambiente familiare.

La telemedicina offre anche un formidabile strumento di monitoraggio. I dispositivi connessi, siano essi orologi, sensori o altri gadget, possono trasmettere preziose informazioni mediche in tempo reale. Questi dati, se analizzati e interpretati dai professionisti, consentono un monitoraggio proattivo e personalizzato del bambino.

Tuttavia, non tutto è roseo nel mondo della telemedicina pediatrica. L'assenza di contatto fisico diretto può limitare la valutazione clinica. Alcuni segni sottili, rilevati con l'osservazione diretta o la palpazione, possono sfuggire durante un consulto virtuale. Inoltre, la dipendenza dalla tecnologia crea sfide come i problemi di connessione, la qualità video/audio e la sicurezza dei dati medici trasmessi.

Bisogna considerare anche l'aspetto relazionale. Il rapporto medico-paziente, basato sulla fiducia, l'ascolto e l'empatia, può essere influenzato da questa distanza virtuale. È quindi fondamentale che l'operatore sviluppi competenze specifiche per stabilire una connessione genuina con il bambino e la sua famiglia, anche attraverso uno schermo.

La telemedicina in pediatria è un'avventura emozionante e complessa. Come ogni innovazione, richiede adattamento, formazione continua e riflessione etica. Ma con queste precauzioni, ha il potenziale di ridefinire l'accesso alle cure per i bambini, offrendo una medicina più inclusiva, più accessibile e più adatta alle esigenze del 21° secolo.

Applicazioni e piattaforme utili per gli infermieri pediatrici.

In un'epoca di tecnologia onnipresente, l'integrazione di applicazioni e piattaforme digitali nella professione infermieristica pediatrica ha aperto la strada a nuovi modi di lavorare, imparare e comunicare. Questi strumenti, progettati per facilitare e migliorare la pratica professionale, sono diventati preziosi compagni quotidiani.

Strumenti di gestione del paziente :

Cerner o **Epic**: sistemi informativi ospedalieri che tengono traccia delle cartelle cliniche dei pazienti, ordinano esami e molto altro.

MediSecure: un'applicazione che facilita la prescrizione elettronica e il monitoraggio dei farmaci.

Guide ai farmaci e dosaggi:

BNF per i bambini (BNFC): fornisce informazioni sul dosaggio pediatrico, sugli effetti collaterali e sulle controindicazioni ai farmaci.

Manuale di dosaggio pediatrico: un riferimento per il dosaggio dei farmaci nei bambini.

Applicazioni di formazione e informazione :

Pediatric Care Online: una risorsa completa che offre linee guida di pratica clinica, video di formazione e altro ancora.

PEMSoft: software mobile per i professionisti del settore pediatrico, che fornisce informazioni su una serie di patologie e trattamenti.

Strumenti di comunicazione :

TigerConnect: un'applicazione di messaggistica sicura che consente agli operatori sanitari di comunicare tra loro e con i pazienti, rispettando le norme di riservatezza.

Doxy.me: una piattaforma di telemedicina facile da usare per consultazioni a distanza.

Applicazioni per il benessere dei bambini :

Distract-A-Bee: un'applicazione progettata per distrarre i bambini durante le procedure mediche.

Respira, pensa, fai con Sesamo: aiuta i bambini a sviluppare le capacità emotive e a gestire le situazioni di stress.

Applicazioni organizzative :

NurseGrid: progettato specificamente per gli infermieri, questo strumento facilita la pianificazione degli orari e la comunicazione con i colleghi.

Evernote: un'applicazione versatile per prendere appunti che può essere utilizzata per corsi di formazione, conferenze o anche promemoria personali.

Reti sociali professionali:

MedShr: una piattaforma in cui gli operatori sanitari possono condividere e discutere casi clinici complessi.

Applicazioni per la gestione dello stress e della fatica:

Calm o **Headspace**: offrono sessioni di meditazione e tecniche di rilassamento per aiutare gli infermieri a gestire lo stress del lavoro.

Queste applicazioni e piattaforme sono solo la punta dell'iceberg. Il mondo digitale è in continua evoluzione e offre sempre più strumenti per arricchire e facilitare la professione infermieristica pediatrica. Tuttavia, è fondamentale assicurarsi che ogni strumento sia utilizzato in conformità con le normative locali e nazionali in materia di riservatezza e sicurezza del paziente.

Capitolo 14

SICUREZZA
E
IGIENE
IN PEDIATRIA

Protocolli di igiene specifici per la pediatria.

L'igiene in pediatria è particolarmente importante a causa della vulnerabilità dei bambini, soprattutto dei neonati e dei lattanti, alle infezioni. Inoltre, alcuni comportamenti tipici dei bambini, come la tendenza ad avvicinare gli oggetti alla bocca o ad esplorare indiscriminatamente l'ambiente, possono aumentare il rischio di esposizione agli agenti patogeni. Ecco una panoramica dei protocolli igienici specifici per la pediatria:

Igiene delle mani :

Si lavi frequentemente le mani con acqua e sapone per almeno 20 secondi, prestando particolare attenzione agli spazi tra le dita, alle unghie e ai polsi.

Utilizzo di disinfettanti per le mani a base di alcol quando non è possibile lavarsi le mani.

Educare i bambini più grandi sull'importanza di lavarsi le mani, soprattutto dopo aver usato la toilette, prima di mangiare e dopo aver giocato all'aperto.

Igiene dei giocattoli e dei materiali educativi:

Pulizia e disinfezione regolare dei giocattoli, soprattutto quelli che vengono condivisi o che vanno in bocca.

Utilizzi giocattoli facili da pulire ed eviti i peluche nelle aree ad alto rischio, come le unità di terapia intensiva.

Igiene della maternità e del neonato:

Cambio frequente del pannolino, seguito da un'accurata pulizia dell'area genitale.

Lavaggio delicato   dei neonati con prodotti speciali e delicati per i bambini.

Igiene alimentare :
  Preparazione, manipolazione e conservazione corretta degli alimenti e dei biberon.
  Sterilizzazione di biberon e tettarelle dopo ogni utilizzo per neonati e bambini.
Prevenzione delle infezioni nosocomiali :
  Uso sistematico di guanti, maschere e camici quando maneggia i cateteri o durante le procedure invasive.
  Rispetto rigoroso dei protocolli per il montaggio e la manutenzione dei dispositivi medici.
Gestione dei rifiuti medici :
  Smaltimento corretto di oggetti taglienti, medicazioni usate e altri rifiuti medici in contenitori speciali.
Igiene respiratoria :
  Educazione al galateo della tosse e del naso: tossisca o starnutisca nel gomito o in un fazzoletto monouso.
  Utilizzo di maschere in caso di malattie respiratorie contagiose.
Prevenzione delle infezioni associate all'acqua :
  Monitoraggio regolare della qualità dell'acqua nelle unità pediatriche, in particolare in quelle neonatali.
  Eviti bagni prolungati e si assicuri che i bambini asciughino accuratamente la pelle dopo il bagno, per evitare infezioni cutanee.
Formazione e istruzione :
  Formazione continua del personale medico e paramedico sui protocolli igienici.
  Sensibilizzare i genitori e i tutori sull'importanza dell'igiene in pediatria.

È fondamentale capire che i bambini non sono semplicemente "piccoli adulti". Il loro sistema immunitario, il loro comportamento e le loro interazioni con l'ambiente richiedono protocolli igienici specifici e adattati per garantire la loro sicurezza e il loro benessere nell'ambiente ospedaliero.

Prevenzione infezioni nosocomiali.

La prevenzione delle infezioni nosocomiali è fondamentale in tutti i reparti ospedalieri, ma è particolarmente importante in pediatria, dove i bambini, soprattutto i neonati e i lattanti, possono essere più vulnerabili alle infezioni. Inoltre, un'infezione nosocomiale può avere conseguenze a lungo termine sulla loro salute. Ecco uno sviluppo sulla prevenzione delle infezioni nosocomiali in pediatria, in uno stile fluido e non segmentato:

Nel cuore degli ospedali, nel trambusto dei reparti pediatrici, dove le grida dei bambini suonano spesso come canti di speranza, si annida una minaccia silenziosa: le infezioni nosocomiali. Non si tratta di semplici microbi, ma di nemici formidabili che hanno trovato rifugio negli ospedali, adattandosi e talvolta resistendo alle nostre armi più potenti, gli antibiotici.
La posta in gioco è alta. Perché se gli ospedali sono innanzitutto luoghi di cura, sono anche luoghi in cui i germi amano mescolarsi. E questi germi, a differenza dei bambini con cui entrano in contatto, non fanno distinzione tra il piccolo Paul, ricoverato con un'appendicite, e la piccola Amélie, che sta combattendo la leucemia.

Per contrastare questa minaccia, la prima linea di difesa è l'igiene delle mani. Non si tratta solo di un lavaggio veloce, ma di una vera e propria coreografia in cui ogni dito, ogni spazio interdigitale e ogni angolo della mano viene pulito scrupolosamente con soluzioni antisettiche. Perché una mano pulita è spesso la barriera definitiva tra un microbo e un paziente vulnerabile.

In secondo luogo, la scelta e l'uso razionale degli antibiotici sono essenziali. Ogni antibiotico prescritto deve essere usato con giudizio, perché un uso eccessivo o inappropriato può dare origine a batteri resistenti, rendendo più complicati i trattamenti futuri.

L'ambiente ospedaliero stesso è strettamente monitorato. Dal pavimento al soffitto, dal giocattolo più piccolo al letto più grande, tutto viene regolarmente pulito e disinfettato. I dispositivi medici, come cateteri e sonde, sono trattati con la massima attenzione, in quanto possono essere vettori di infezioni.

Ma la prevenzione delle infezioni nosocomiali non è solo responsabilità del personale infermieristico. Anche i genitori, i parenti e tutti coloro che vengono a portare un po' di calore e conforto ai bambini ricoverati hanno un ruolo da svolgere. Seguendo le istruzioni igieniche, stando attenti ai segni di infezione e lavorando a stretto contatto con il team infermieristico, diventano preziosi alleati nella lotta contro le infezioni.

Al di là di tutte queste misure, un'autentica cultura della prevenzione deve permeare ogni reparto, ogni corridoio, ogni stanza d'ospedale. Perché in questa lotta, ogni dettaglio conta, ogni gesto può fare la differenza.

La pediatria, con tutta la sua fragilità e forza, ci ricorda ogni giorno l'importanza vitale della prevenzione. Perché ogni bambino in ospedale non è solo un paziente, ma un mondo pieno di speranze, sogni e futuro. E quel futuro merita tutti i nostri sforzi per proteggerlo dalle infezioni nosocomiali.

Gestione delle emergenze (incendio, evacuazione).

La pediatria, con la sua atmosfera spesso allegra e vivace, può talvolta farci dimenticare la brutale realtà dei rischi che gravano sulla vita ospedaliera quotidiana. Tra questi rischi, le situazioni di emergenza come gli incendi o la necessità di un'evacuazione rapida e organizzata occupano il primo posto. La natura specifica della pediatria richiede una preparazione e una reattività ancora maggiori. Diamo un'occhiata più da vicino:

Nei corridoi luminosi e colorati dei reparti pediatrici, dove ogni stanza contiene un mondo di sogni, paure e speranze, c'è un'altra questione, più discreta ma altrettanto cruciale: la gestione delle situazioni di emergenza. Immagini lo scoppio di un incendio o un altro pericolo che richiede una rapida evacuazione. In questi momenti critici, ogni secondo è importante, e lo è ancora di più quando ci si occupa di bambini fragili, a volte incapaci di comprendere o seguire le istruzioni.

L'evacuazione di un adulto può essere abbastanza complessa, ma l'evacuazione di un bambino, soprattutto se neonato o lattante, richiede una formazione, una preparazione e dei protocolli molto specifici. Alcuni bambini possono essere collegati a macchinari, altri possono essere spaventati o recalcitranti. Ogni infermiere, medico e membro del personale deve quindi essere pienamente consapevole del proprio ruolo, delle proprie responsabilità e dei passi da seguire.

Questo inizia con una regolare sensibilizzazione e una formazione adeguata. Le simulazioni di evacuazione, in cui i manichini a volte sostituiscono i pazienti, sono essenziali. Aiutano a testare le procedure, a identificare i potenziali ostacoli e ad adeguare le strategie. Inoltre, ricordano a tutti l'importanza di conoscere le uscite di emergenza, i punti di raccolta e le attrezzature di emergenza.

Anche i genitori e i parenti, che spesso sono presenti al fianco dei bambini, sono un anello essenziale di questa catena. Il loro panico può essere contagioso, ma anche la loro collaborazione può essere preziosa. Informati, rassicurati e guidati, possono contribuire a un'evacuazione regolare ed efficiente.

Ma la gestione di un'emergenza non riguarda solo l'evacuazione. Significa anche gestire il disagio emotivo dei bambini e delle loro famiglie fin dall'inizio. Capire che dietro ogni "codice rosso" o allarme, ci sono storie, vite e traiettorie che vengono stravolte.

Infine, ogni situazione di emergenza, una volta superata, deve essere analizzata e sezionata, in modo da poter trarre degli insegnamenti. Perché se l'obiettivo primario è la prevenzione, è altrettanto essenziale imparare, adeguarsi e migliorare costantemente.

Quindi, oltre a stetoscopi, farmaci e cure, i servizi pediatrici hanno un'altra forma di competenza, meno visibile ma altrettanto vitale: quella di proteggere, rassicurare e guidare quando un'emergenza bussa alla porta.

Capitolo 15

IL RUOLO EDUCATIVO INFERMIERA PEDIATRICA

Educazione terapeutica
per le malattie croniche.

L'educazione terapeutica in pediatria è una danza sottile tra scienza, psicologia e arte. Ha lo scopo di aiutare i bambini con malattie croniche e le loro famiglie a comprendere meglio la loro condizione, a gestire i sintomi e a integrarsi armoniosamente nel tessuto della loro vita quotidiana. Immergendoci in questo approccio multidimensionale, scopriamo quanto sia essenziale per la cura complessiva del bambino.

Nel quadro vivido che è la pediatria, l'educazione terapeutica spicca come un tocco di speranza. Immaginiamo per un momento un bambino, con tutti i suoi sogni e giochi, che scopre di dover affrontare una malattia cronica. La diagnosi può essere uno shock, non solo per il bambino ma anche per la sua famiglia. Al di là del trattamento medico, come possiamo aiutare questo bambino a crescere e prosperare, pur convivendo con una malattia che richiede un'assistenza continua?

L'educazione terapeutica agisce come una bussola. Non si limita a fornire informazioni sulla malattia. Guida il bambino e la sua famiglia attraverso il labirinto dei farmaci, delle diete e degli appuntamenti medici, nonché delle emozioni, delle paure e delle speranze. Fornisce strumenti e strategie e, soprattutto, mette i bambini in condizione di assumere il controllo della propria salute.

La chiave di questa educazione è la personalizzazione. Ogni bambino è unico, con le proprie preoccupazioni ed esigenze. Alcuni possono avere paura delle iniezioni, altri possono essere preoccupati di perdere la scuola o di non poter più giocare come prima. L'educazione terapeutica tiene conto di queste specificità, adattando il suo approccio in base all'età, alla maturità e alle preoccupazioni del bambino.

Ma oltre al bambino stesso, l'educazione terapeutica comprende anche la famiglia. Genitori, fratelli e sorelle, nonni: tutti sono coinvolti. Sono i pilastri, il sostegno, ma a volte anche quelli che hanno bisogno di essere rassicurati. Imparano a riconoscere i segnali di un peggioramento, a gestire le emergenze, ma anche a convivere quotidianamente con la malattia, integrandola nella routine familiare senza lasciarla dominare.

L'educazione terapeutica si basa anche sulla collaborazione. Medici, infermieri, psicologi, dietologi e assistenti sociali uniscono le forze per offrire ai bambini e alle loro famiglie un'assistenza completa. Si scambiano e condividono le loro competenze, in modo che ogni bambino possa beneficiare di un approccio personalizzato.

Infine, l'educazione terapeutica è una storia che si sviluppa nel tempo. Man mano che i bambini crescono, le loro esigenze e preoccupazioni cambiano. L'educazione terapeutica si adatta e cambia per sostenerli in ogni fase della loro vita, dall'infanzia all'adolescenza.

Quindi, lungi dall'essere una semplice trasmissione di informazioni, l'educazione terapeutica è un viaggio, una ricerca di equilibrio e armonia, in cui il bambino impara a diventare protagonista della propria salute, con la benevola complicità di un'intera équipe dedicata al suo benessere.

Consigli per una vita sana: sonno, dieta, attività fisica.

Ah, una vita sana in pediatria! È un po' come la ricetta per una torta perfetta: una miscela intelligente di buon sonno, una dieta equilibrata e un pizzico di attività fisica, il tutto cosparso di risate e gioco. Quando questi ingredienti sono nelle giuste proporzioni, i bambini possono fiorire e crescere nelle migliori condizioni possibili. Si immerga in questa ricetta per la salute e il benessere dei nostri piccoli.

1. Il sonno: la bacchetta magica della crescita
Immagina un laboratorio segreto dove, ogni notte, gli elfi riparano e costruiscono il corpo e la mente del bambino. È un po' quello che succede durante il sonno! Da qui l'importanza di un buon riposo notturno.

  Orari regolari: come le maree, il sonno ha i suoi cicli. Quindi è fondamentale avere orari regolari per andare a letto e svegliarsi, anche nel fine settimana.

  Un'atmosfera rilassante: Una stanza buia e tranquilla, alla giusta temperatura, aiuterà il suo bambino ad addormentarsi. Un piccolo rituale, come una storia o una ninna nanna, può aiutare la transizione tra la veglia e il sonno.

  Evitare gli schermi: le piccole luci blu emanate da tablet e cellulari disturbano la produzione di melatonina, l'ormone del sonno. È consigliabile tenerli lontani per almeno un'ora prima di andare a letto.

2. Il cibo: carburante per il corpo e la mente
Lo stomaco di un bambino è un po' come il serbatoio di un'auto da corsa: bisogna metterci il carburante giusto per farlo andare a tutta velocità!

  Varietà ed equilibrio: adotti la regola dell'arcobaleno nel suo piatto: più colori (naturali) ci sono, meglio è! Frutta, verdura, proteine, cereali... Ogni alimento ha il suo posto.

  Piccoli pasti, grande effetto: tre pasti principali e due spuntini sani (come frutta o noci) possono aiutare a mantenere stabili i livelli di energia durante la giornata.

  Idratazione: non dimentichiamo l'acqua, quel prezioso nettare che fa funzionare l'intero sistema. Incoraggi suo figlio a bere regolarmente.

3. Attività fisica: il segreto di un cuore felice

Muoversi, saltare, correre, giocare... L'attività fisica non fa bene solo al corpo, ma anche alla mente.

- **Il gioco è naturale:** i bambini non hanno bisogno di sessioni di ginnastica. Un semplice gioco al parco, una partita a nascondino o un giro in bicicletta possono fare miracoli.
- **Limitare la sedentarietà:** incoraggi le pause attive. Se suo figlio guarda la televisione o gioca ai videogiochi, metta da parte del tempo per fare stretching o per fare un gioco.
- **È meglio in famiglia:** perché non fare una passeggiata in famiglia dopo cena? È un'ottima occasione per fare esercizio fisico, chiacchierare e rafforzare i legami familiari.

Alla fine, uno stile di vita pediatrico sano si basa su abitudini semplici, routine e tanto amore. E ricordi: ogni bambino è unico, quindi adatti questi consigli alle sue esigenze e ai suoi ritmi. Buona fortuna sulla strada del benessere!

Formazione e sensibilizzazione genitori e tutori.

La formazione e la sensibilizzazione dei genitori e dei tutori gioca un ruolo chiave nella cura complessiva del bambino. Questi adulti di riferimento sono i pilastri del benessere del bambino, e dotarli delle conoscenze e delle competenze adeguate equivale a rafforzare l'intera impalcatura intorno al bambino. La relazione genitore/accompagnatore, caratterizzata dal rispetto reciproco, è essenziale per un approccio olistico all'assistenza.

Si immagini di essere un genitore o un tutore, che entra in un mondo medico sconosciuto, pieno di termini tecnici, macchine intimidatorie e preoccupazioni per il suo bambino. La sensibilizzazione e la formazione sono come un aiuto, un ponte che collega genitori e assistenti per il bene del bambino.

1. La conoscenza è potere: i genitori informati sono meglio equipaggiati per prendere decisioni consapevoli sulla salute del loro bambino. Che si tratti di capire una malattia, un trattamento o le implicazioni di un intervento, le informazioni fornite in modo chiaro ed empatico possono dissipare le paure e creare fiducia.

2. Tecniche pratiche e quotidiane: oltre alle conoscenze teoriche, la formazione pratica è essenziale. Può spaziare dalla dimostrazione di come somministrare i farmaci, alle tecniche di rilassamento per un bambino ansioso, ai consigli per affrontare le situazioni difficili a casa.

3. Spazi di scambio: la creazione di gruppi di sostegno o di workshop tematici offre ai genitori uno spazio per condividere le loro esperienze, fare domande e imparare gli uni dagli altri. Questi momenti sono opportunità per rafforzare la solidarietà tra i genitori e per gli assistenti di adeguare i loro interventi in base al feedback dei genitori.

4. Sensibilizzazione sugli aspetti psicosociali: le sfide non sono solo fisiologiche. Le ripercussioni emotive, psicologiche e sociali della malattia o della disabilità di un bambino possono essere profonde. Formare i genitori a riconoscere i segnali di stress, ansia o depressione, sia in loro stessi che nel bambino, è fondamentale.

5. Partnership con i professionisti: I genitori e i tutori devono essere visti come partner a pieno titolo nel processo di cura. Questa alleanza, basata sul rispetto reciproco, garantisce una migliore adesione al trattamento e una gestione generale più efficace.

6. Sensibilizzare alla prevenzione: la prevenzione rimane il miglior rimedio. Educando i genitori alle azioni preventive, ai segnali di allarme e alle buone abitudini di vita, massimizziamo le possibilità di mantenere i nostri figli in salute.

La formazione e la sensibilizzazione di genitori e tutori va oltre il semplice passaggio di informazioni. Creano una dinamica di collaborazione, in cui ogni attore - genitore, tutore, assistente - lavora insieme per il benessere ottimale del bambino.

Capitolo 16

LE SFIDE DELL'ASSISTENZA IN REGIME AMBULATORIALE

Organizzazione dell'assistenza fuori dall'ospedale.

L'organizzazione dell'assistenza ambulatoriale è una parte essenziale del continuum di cure per i bambini. Questa assistenza non solo riduce la durata delle degenze ospedaliere, ma garantisce anche un follow-up appropriato e di alta qualità in un ambiente più rassicurante e familiare per il bambino e la sua famiglia. Comprende una serie di servizi, dall'assistenza domiciliare alle consultazioni ambulatoriali e ai centri diurni.

Il dolce profumo della propria stanza, il familiare fruscio delle foglie in giardino, le risate dei vicini in lontananza: niente batte il comfort di casa. Per molti bambini che necessitano di cure mediche continue, l'opportunità di ricevere assistenza al di fuori dell'ospedale è un vero tesoro.

1. Assistenza domiciliare: spesso preferita dai bambini con malattie croniche, l'assistenza domiciliare offre una continuità di cure in un ambiente familiare. Grazie a un team di assistenti che si reca a casa del bambino per l'assistenza infermieristica, la fisioterapia o le consultazioni mediche, il bambino può beneficiare di un'assistenza di qualità rimanendo nella sua confortevole bolla.

2. Consultazioni ambulatoriali: queste consultazioni, spesso organizzate in centri dedicati, consentono di monitorare regolarmente il bambino senza doverlo ricoverare. Che si tratti di visite mediche, aggiustamenti terapeutici o monitoraggio post-operatorio, sono una pietra miliare del supporto medico.

3. Centri diurni: Pensati per un'assistenza occasionale che non richiede il ricovero notturno, offrono un'assistenza adattata durante il giorno. Può trattarsi di terapie specifiche, laboratori educativi o interventi leggeri.

4. Ospedalizzazione a domicilio (HAH): a volte, la complessità dell'assistenza richiede un'organizzazione quasi ospedaliera, ma a domicilio. Ad esempio, l'HAH consente di fornire un trattamento pesante evitando un'ospedalizzazione prolungata.

5. Reti di assistenza pediatrica: queste reti riuniscono diversi professionisti intorno al bambino per garantire un'assistenza olistica. Facilitano il coordinamento tra i vari professionisti coinvolti, sia che lavorino in uno studio privato che in un istituto.

6. Teleassistenza e telemedicina: grazie ai progressi della tecnologia, molte forme di monitoraggio possono essere effettuate a distanza, evitando alle famiglie di viaggiare. Ciò include consultazioni a distanza, monitoraggio di alcuni segni vitali ed educazione terapeutica.

7. Educazione terapeutica: oltre all'assistenza diretta, è essenziale dotare i bambini e le loro famiglie delle conoscenze e delle competenze necessarie per gestire la propria salute. Questi programmi educativi possono svolgersi in varie strutture o anche a casa.

La magia dell'assistenza ambulatoriale risiede nella sua capacità di creare un legame tra il mondo medico e il bozzolo familiare, garantendo un equilibrio tra qualità delle cure e qualità della vita. In questa danza delicata, ogni attore - infermieri, medici, fisioterapisti, psicologi e, naturalmente, il bambino e la sua famiglia - fa la sua parte, orchestrando insieme una melodia di benessere e salute.

Consultazioni a domicilio.

Le consultazioni a domicilio offrono una valida alternativa al ricovero tradizionale o alle visite in ufficio. L'obiettivo di questo tipo di assistenza è quello di garantire un adeguato follow-up medico ai pazienti che, per una serie di motivi, possono avere difficoltà a viaggiare. Nel contesto pediatrico, queste consultazioni a domicilio svolgono un ruolo chiave nel ridurre lo stress associato all'ambiente ospedaliero, garantendo al contempo la continuità delle cure in un ambiente familiare al bambino.

Quando i passi familiari del medico o dell'infermiere varcano la porta d'ingresso, la casa si trasforma, per lo spazio di un consulto, in un luogo di cura. In salotto, in camera da letto o in cucina, le discussioni assumono un sapore diverso, tinto del calore della casa.

1. Perché le consulenze a domicilio?
L'idea è semplice: portare le cure al paziente, anziché il contrario. Questo approccio è particolarmente importante per i bambini con malattie croniche, quelli che hanno subito un intervento chirurgico di recente o i neonati. È utile anche per le famiglie che vivono in zone lontane dalle strutture mediche.

2. L'adattabilità dell'operatore sanitario:
Durante un consulto a domicilio, il medico o l'infermiere deve adattarsi a un ambiente diverso da quello di un ospedale o di uno studio. Ciò richiede una certa flessibilità, ma anche una grande capacità di ascolto per comprendere le caratteristiche specifiche dell'ambiente del bambino e integrare questi elementi nella sua assistenza.

3. I benefici per il bambino:
Oltre alla comodità, rimanere in un ambiente familiare può ridurre lo stress e l'ansia spesso associati alle visite mediche. Inoltre, evita il rischio di esposizione ad altre malattie presenti negli ospedali o negli studi medici.

4. Strumenti del mestiere:
Se l'operatore sanitario non ha accesso a tutte le attrezzature dello studio o dell'ospedale, porterà con sé gli strumenti essenziali per garantire un consulto completo. In genere si tratta di uno stetoscopio, di un monitor della pressione sanguigna, di kit per il prelievo di campioni e, a

volte, anche di apparecchiature portatili per esami più specifici.

5. Coordinamento con altri assistenti:
Le consultazioni a domicilio fanno parte di un percorso di cura complessivo. È quindi fondamentale mantenere una comunicazione fluida con gli altri professionisti coinvolti nella cura del bambino.

6. Sfide e limitazioni:
Sebbene questi consulti presentino molti vantaggi, possono anche porre delle sfide in termini di logistica, tempo e talvolta efficienza, soprattutto quando sono necessari esami più approfonditi.

I consulti a domicilio stanno ridisegnando la mappa tradizionale delle cure. Quando il medico esce di casa, porta con sé non solo informazioni mediche, ma anche una migliore comprensione del contesto di vita del bambino, consentendo un'assistenza più olistica e personalizzata.

Gestione del follow-up a lungo termine.

La gestione dell'assistenza di follow-up a lungo termine in pediatria è una sfida medica, psicosociale e organizzativa. Si tratta di sostenere il bambino e la sua famiglia durante un percorso di cura, spesso costellato di alti e bassi, che può estendersi per diversi anni o addirittura per tutta la vita. Questo monitoraggio continuo è fondamentale, in particolare per le malattie croniche, le condizioni congenite e i disturbi dello sviluppo.

È una mite mattina d'autunno. Nella sala d'attesa, Léa, 14 anni, sta sfogliando una rivista. Viene qui, in questo studio, da quando era bambina, per essere curata per la sua malattia cronica. Accanto a lei, sua madre scambia qualche parola con l'infermiera. Sono volti familiari. Léa è una di quei bambini che hanno bisogno di cure a lungo termine.

1. La necessità di una visione globale:
Il follow-up a lungo termine non si limita al monitoraggio della malattia in sé. Comporta un'assistenza completa, che integra non solo gli aspetti medici, ma anche quelli psicologici, sociali ed educativi. Come il bambino affronta la malattia giorno per giorno? Come se la cava a scuola? Come se la cava la famiglia?

2. L'importanza della continuità delle cure:
Garantire una transizione fluida tra le diverse fasi di crescita è essenziale. L'équipe di assistenza deve essere formata per rispondere alle esigenze mutevoli dei bambini nel passaggio da neonati ad adolescenti e poi a giovani adulti.

3. Coordinamento tra professionisti:
La cura di un bambino che richiede un monitoraggio a lungo termine spesso coinvolge diversi specialisti: pediatri, logopedisti, fisioterapisti, psicologi, ecc. Un coordinamento efficace tra questi attori è essenziale per garantire un'assistenza coerente e ottimale.

4. Educazione terapeutica :
Man mano che i bambini crescono, devono imparare a conoscere la loro malattia e, se del caso, a gestire alcuni aspetti del loro trattamento. L'équipe sanitaria svolge un ruolo chiave in questa educazione, assicurandosi che il bambino e la sua famiglia abbiano gli strumenti e le conoscenze necessarie.

5. L'aspetto psicosociale:
La convivenza con una malattia a lungo termine ha profonde implicazioni psicologiche. L'équipe di cura deve essere attenta ai segnali di disagio, ansia o depressione, e

offrire un supporto adeguato, sia terapeutico che attraverso gruppi di discussione.

6. Preparazione alla transizione :
Quando i bambini raggiungono l'età adulta, spesso devono lasciare il reparto pediatrico per essere assistiti da specialisti adulti. Questa transizione è una fase delicata che deve essere preparata con cura, con lo stretto coinvolgimento del bambino e della sua famiglia.

Nel corso degli anni, l'assistenza a lungo termine ha creato un rapporto unico tra il bambino, la sua famiglia e il team di assistenza. Un rapporto basato sulla fiducia, sull'ascolto e sulla collaborazione. In questa avventura a lungo termine, l'obiettivo rimane invariato: garantire che il bambino goda della migliore qualità di vita possibile, indipendentemente dalle difficoltà incontrate.

Capitolo 17

PROCEDURE SPECIALI IN PEDIATRIA

Terapia intensiva e rianimazione pediatrica.

Terapia intensiva e rianimazione pediatrica: immergersi in un mondo dove ogni secondo conta, dove i professionisti combattono senza sosta contro le malattie più gravi e le situazioni più critiche. Le unità di terapia intensiva pediatrica (PICU) sono il luogo in cui vengono trattati i bambini con le esigenze mediche più acute e dove i team interdisciplinari lavorano duramente per riportare questi piccoli pazienti dal baratro.

Immagini un mondo in cui il frastuono delle macchine si mescola al mormorio delle infermiere, in cui ogni allarme suona come una chiamata all'azione, in cui ogni gesto è preciso e ponderato. Questo è il reparto di terapia intensiva pediatrica. Un mondo a parte, dove ogni bambino è un combattente e ogni professionista un guardiano.

1. Le sfide che le PICU devono affrontare:
La terapia intensiva pediatrica è dedicata ai bambini gravemente malati o feriti. Può trattarsi di condizioni congenite, complicazioni post-operatorie, lesioni gravi o malattie acute. La sfida è sempre la stessa: stabilizzare, trattare e salvare.

2. Il team interdisciplinare :
La forza delle PICU risiede nella stretta collaborazione tra diversi specialisti: intensivisti pediatrici, infermieri specializzati, fisioterapisti respiratori, nutrizionisti, psicologi, ecc. Tutti uniti da una missione comune: fornire la migliore assistenza possibile.

3. Tecniche e attrezzature specifiche:
Ventilazione meccanica, dialisi pediatrica, ECMO (ossigenazione extracorporea a membrana)... Le PICU dispongono di una tecnologia all'avanguardia, adattata alle esigenze specifiche dei bambini.

4. Supporto emotivo :
Le PICU non sono solo luoghi di cure mediche intensive, ma anche luoghi in cui le emozioni corrono alte. Sostenere le famiglie e accompagnarle in questi momenti di ansia è una parte essenziale del nostro lavoro.

5. Processo decisionale di emergenza:
In terapia intensiva, ogni decisione deve essere presa rapidamente, ma sempre con attenzione. La valutazione costante delle condizioni del paziente, la collaborazione con la famiglia e la considerazione dell'intero quadro clinico sono essenziali.

6. Transizione all'assistenza standard :
L'obiettivo finale delle PICU è quello di consentire al bambino di recuperare la stabilità e di lasciare l'unità, per tornare a casa o per essere trasferito in un'unità di cura meno intensiva.

La terapia intensiva e la rianimazione pediatrica ci ricordano la fragilità della vita, ma anche la determinazione degli operatori sanitari a lottare, con abilità e compassione, per ogni battito cardiaco, ogni respiro, ogni sorriso ritrovato. È un mondo di sfide costanti, dove scienza, umanità e perseveranza si incontrano in ogni momento.

Chirurgia pediatrica :
preparazione e follow-up.

La chirurgia pediatrica è un mondo in cui operiamo i pazienti più piccoli, utilizzando procedure precise e delicate, adattate alla loro morfologia e fisiologia specifiche. Dalle ernie ombelicali nei neonati alle operazioni più complesse sugli adolescenti, ogni intervento è unico e ogni bambino merita un'assistenza personalizzata.

Nel mondo dei piccoli corpi e dei grandi cuori, la chirurgia pediatrica si distingue. Non è solo una questione di bisturi e coltello, è soprattutto una questione di fiducia, comprensione e comunicazione tra il chirurgo, il bambino e la sua famiglia.

1. Valutazione preoperatoria :
Prima di effettuare qualsiasi intervento chirurgico, è necessaria una valutazione approfondita. Questa fase consente di identificare i rischi potenziali, di comprendere la patologia coinvolta e di spiegare chiaramente alla famiglia l'imminente procedura.

2. Preparazione psicologica :
L'intervento chirurgico può essere una fonte di stress per i bambini e le loro famiglie. Gli operatori sanitari devono quindi svolgere un ruolo chiave nel rassicurare, informare e preparare il bambino all'operazione, utilizzando metodi ludici come la bambola assistita o la visita preoperatoria.

3. Specifiche tecniche :
Operare un bambino non è la stessa cosa che operare un adulto. Tutto è più piccolo e più delicato. Anestesia, strumenti chirurgici, suture: tutto viene adattato alle dimensioni e alle esigenze specifiche del bambino.

4. Il periodo postoperatorio:
Dopo l'operazione, si presta particolare attenzione al dolore e alla guarigione, nonché alla dieta e alla mobilità del bambino. I team medici collaborano per garantire un recupero ottimale.

5. Sostegno alla famiglia :
I genitori svolgono un ruolo essenziale nel processo di guarigione. Le équipe mediche li aiutano a comprendere i postumi dell'operazione e forniscono loro una guida e un sostegno psicologico.

6. Riabilitazione :
A seconda dell'intervento chirurgico eseguito, potrebbe essere necessaria la riabilitazione. Fisioterapisti, terapisti occupazionali o logopedisti, a seconda delle necessità, sosterranno il recupero del bambino.

7. Monitoraggio a lungo termine:
Alcuni interventi richiedono un follow-up regolare per monitorare la crescita del bambino, assicurarsi che tutto stia andando bene e prevedere eventuali complicazioni o ricadute.

La chirurgia pediatrica non si limita alla sala operatoria. È un viaggio, dalla diagnosi alla cura, costellato di sfide, ma anche di vittorie. Ogni bambino è unico e in questo mondo in cui le dimensioni delle mani operate sono a volte così piccole, i cuori di coloro che si prendono cura di loro sono immensi.

Trapianto nei bambini.

Il trapianto nei bambini: un rinascimento dalle mille sfaccettature. Che si tratti di un cuore, di un rene, di un fegato o di qualsiasi altro organo, il trapianto nei giovani pazienti è un'impresa medica e una fonte di speranza per molte famiglie, ma è anche un viaggio complesso in cui medicina, etica ed emozioni sono strettamente intrecciate.

Nel mondo della pediatria, un trapianto non è solo un'operazione. È una corsa contro il tempo, un barlume di speranza e un nuovo inizio per questi piccoli guerrieri e le loro famiglie. Ogni trapianto è un miracolo scientifico, ma anche un'avventura umana senza precedenti.

1. Valutazione pre-trapianto :
Prima di prendere in considerazione un trapianto, viene effettuata una valutazione esaustiva. Ciò comporta la determinazione della necessità di un trapianto, la valutazione dello stato di salute generale del bambino e l'identificazione del miglior donatore possibile.

2. Attesa :
Questa è spesso la parte più difficile. L'attesa di un organo compatibile può richiedere tempo e ogni giorno è importante. Durante questo periodo, il bambino viene monitorato attentamente e possono essere somministrati dei trattamenti per stabilizzare le sue condizioni.

3. Chirurgia :
Il grande giorno è finalmente arrivato. L'operazione di straordinaria precisione è stata il risultato di una stretta collaborazione tra chirurghi, anestesisti e infermieri, tutti specialisti in trapianti pediatrici.

4. I primi giorni dopo il trapianto:
Sono cruciali. Il corpo del bambino deve accettare il nuovo organo e ci sono rischi di complicazioni. Le équipe mediche si preoccupano di minimizzare questi rischi e di monitorare attentamente la risposta del corpo del bambino.

5. Immunosoppressione :
Per evitare che il sistema immunitario del bambino rigetti il nuovo organo, vengono somministrati farmaci immunosoppressivi. Questi trattamenti sono essenziali, ma possono avere effetti collaterali.

6. Monitoraggio a lungo termine:
Il trapianto non è un fine in sé. Segna l'inizio di un lungo viaggio, scandito da consultazioni, analisi e aggiustamenti terapeutici regolari.

7. Supporto psicosociale :
Il trapianto è una prova, non solo per il bambino, ma anche per l'intera famiglia. Psicologi, assistenti sociali e associazioni di pazienti svolgono un ruolo fondamentale nel sostenere queste famiglie.

8. Vita dopo il trapianto :

Con il tempo, il bambino trapiantato riprende una vita normale. Naturalmente, ci sono delle precauzioni da prendere, ma la speranza di una vita migliore è tangibile.

Il trapianto nei bambini è una meraviglia della medicina moderna, ma soprattutto è una storia di amore, resilienza e coraggio. Ogni bambino trapiantato è un simbolo di questa lotta implacabile contro la malattia, e ogni giorno dopo il trapianto è una celebrazione della vita.

Capitolo 18

FARMACOLOGIA PEDIATRICA

Le specificità della somministrazione di farmaci nei bambini.

Le specificità della somministrazione di farmaci nei bambini: una sfida calcolata al milligrammo più vicino.

Chiunque abbia mai provato a somministrare un farmaco a un bambino sa che non è un'impresa da poco. Ma a parte le sfide comportamentali, la somministrazione di farmaci a un bambino è un esercizio delicato, che richiede precisione, conoscenza e vigilanza.

1. Dosaggio individuale :
La fisiologia di un bambino non è semplicemente una versione ridotta di quella di un adulto. Il loro metabolismo, i loro sistemi di organi in via di sviluppo e persino la loro percentuale di grasso corporeo influenzano il modo in cui assorbono, distribuiscono, metabolizzano ed espellono i farmaci. Le dosi sono quindi spesso calcolate in base al peso o alla superficie corporea, piuttosto che in dosi standard.

2. Via di somministrazione :
Alcune vie di somministrazione comunemente utilizzate dagli adulti possono essere meno adatte ai bambini. Per esempio, i farmaci orali in compresse possono essere difficili da inghiottire, richiedendo forme liquide o formulazioni pediatriche specifiche.

3. Preoccupazioni per il gusto :
Affinché i bambini accettino di prendere le medicine, spesso devono essere aromatizzate. Tuttavia, la scelta del sapore può influenzare l'accettabilità.

4. Esigenze in evoluzione:
Poiché i bambini crescono rapidamente, le dosi e le formulazioni possono dover essere modificate frequentemente.

5. Reazioni ed effetti collaterali :
I bambini possono avere effetti collaterali diversi da quelli degli adulti. Alcuni farmaci, ad esempio, possono influenzare la crescita o lo sviluppo.

6. Farmaci non testati:
Molti farmaci utilizzati in pediatria non sono mai stati testati in modo specifico sui bambini, costringendo gli operatori sanitari a estrapolare le dosi e a essere particolarmente attenti agli effetti avversi.

7. Conformità al trattamento:
L'aderenza al trattamento può essere una sfida per i bambini, soprattutto se devono assumere farmaci per un lungo periodo. La collaborazione con i genitori o i tutori è essenziale per garantire un'assunzione regolare.

8. Educazione e coinvolgimento:
È fondamentale coinvolgere i bambini nella comprensione del loro trattamento, a seconda della loro età. Questo può aiutare a ridurre l'ansia e incoraggiare una migliore compliance.

Somministrare farmaci ai bambini non significa semplicemente dare una medicina a un piccolo essere. È un'arte e una scienza, che richiede una conoscenza approfondita della farmacologia pediatrica, una comunicazione efficace con il bambino e la sua famiglia e un'attenzione costante ai minimi dettagli. Ogni dose, ogni goccia, ogni pillola è un passo verso il benessere del bambino, rendendo questa missione impegnativa e profondamente gratificante.

Interazioni farmacologiche comuni.

Quando entrano in gioco diversi farmaci, c'è sempre la possibilità che si incrocino inaspettatamente sulla pista da ballo metabolica dell'organismo. Sebbene ogni paziente sia unico, alcuni partner di ballo, o farmaci, sono noti per incastrarsi ripetutamente nella danza.

1. Farmaci del sistema nervoso centrale :
Antidepressivi, antipsicotici, ansiolitici e oppioidi possono interagire tra loro, intensificando la sedazione, influenzando la respirazione o modificando l'umore e il comportamento.

2. Farmaci cardiovascolari :
Alcuni antipertensivi possono vedere ridotta la loro efficacia dai farmaci antinfiammatori non steroidei (FANS). Inoltre, la combinazione di farmaci che prolungano l'intervallo QT può aumentare il rischio di aritmie cardiache.

3. Antibiotici e antimicotici :
Alcuni di questi agenti possono interferire con il metabolismo degli anticoagulanti o delle statine, aumentando il rischio di sanguinamento o di miopatia.

4. Anticoagulanti :
Il Warfarin è particolarmente noto per le sue numerose interazioni. Può essere influenzato da farmaci come gli antibiotici, gli antimicotici e persino da alcuni alimenti ricchi di vitamina K.

5. Farmaci metabolizzati dal fegato:
Molti farmaci vengono metabolizzati dal sistema enzimatico del citocromo P450 nel fegato. Se due farmaci che dipendono dallo stesso sottosistema vengono assunti contemporaneamente, possono competere per il metabolismo, aumentando il livello di uno o di entrambi nel sistema.

6. Antiacidi e chelanti :
I farmaci che alterano il pH dello stomaco o chelano gli ioni possono influenzare l'assorbimento di altri farmaci. Ad esempio, gli antiacidi possono ridurre l'assorbimento di alcuni antibiotici.

7. Farmaci e alimenti :
Il pompelmo è noto per interagire con diversi farmaci, tra cui le statine, aumentandone la concentrazione nel sangue. Allo stesso modo, bere alcolici insieme ai farmaci può aumentare la sedazione o interferire con il loro metabolismo.

8. Integratori e rimedi erboristici:
L'erba di San Giovanni, utilizzata come rimedio erboristico per la depressione, può ridurre l'efficacia di molti farmaci, compresi i contraccettivi orali.

9. Farmaci con un margine terapeutico ristretto:
Alcuni farmaci hanno una finestra terapeutica stretta, il che significa che la differenza tra una dose efficace e una dose tossica è minima. Qualsiasi fattore che alteri la loro concentrazione nel sangue, come un'interazione farmacologica, può avere conseguenze serie.

La chiave per navigare in questo complesso balletto è la comunicazione: tra gli operatori sanitari, ma soprattutto tra il paziente e il suo medico o farmacista. Revisioni regolari dei farmaci, una conoscenza approfondita dei medicinali prescritti e una vigilanza costante sono essenziali per evitare passi falsi in questa delicata danza dei farmaci.

Vigilanza di fronte agli effetti collaterali e agli errori terapeutici.

Navigare nel mondo dei farmaci è un po' come camminare su una corda tesa. Da un lato, c'è il potenziale beneficio dei trattamenti che promettono di alleviare, guarire o stabilizzare, e dall'altro, il rischio di effetti indesiderati ed errori che possono danneggiare la salute dei pazienti. L'equilibrio è quindi essenziale e la vigilanza è la chiave per garantire questa sicurezza.

1. Comprendere gli effetti collaterali :
Tutti i farmaci possono avere effetti collaterali. Si tratta di reazioni indesiderate che si verificano quando il farmaco viene somministrato in dosi normalmente utilizzate nell'uomo per la profilassi, la diagnosi o il trattamento di malattie, o per il ripristino, la correzione o la modifica di funzioni fisiologiche.

2. Errori di medicazione:
Si riferisce a qualsiasi prevenzione o riduzione dell'effetto terapeutico di un medicinale a causa di un errore umano, sia nella prescrizione, nella dispensazione, nella preparazione, nella somministrazione o nel monitoraggio. Questi errori possono verificarsi in qualsiasi fase della catena terapeutica.

3. Segnali di avvertimento :
Alcuni sintomi possono indicare un effetto collaterale grave o un errore farmacologico. Per esempio, un'emorragia insolita, difficoltà respiratorie, un'eruzione cutanea grave o l'ittero possono essere allarmanti.

4. L'importanza della comunicazione:
La chiave per minimizzare i rischi è una comunicazione aperta tra pazienti e operatori sanitari. I pazienti devono

sentirsi a proprio agio nel riferire qualsiasi sintomo insolito e i professionisti devono essere attenti e reattivi.

5. Prevenzione degli errori :
Il doppio controllo delle prescrizioni, la formazione continua dei professionisti e l'uso di tecnologie avanzate come le cartelle cliniche elettroniche e i sistemi di distribuzione automatizzata dei farmaci sono tutti strumenti che possono aiutare a prevenire gli errori.

6. Educare i pazienti:
I pazienti informati sono partner attivi nella prevenzione degli errori terapeutici. Possono fare domande, controllare le etichette e assicurarsi di aver compreso le istruzioni.

7. Farmacovigilanza :
Si tratta della scienza e delle attività relative al rilevamento, alla valutazione, alla comprensione e alla prevenzione degli effetti avversi o di qualsiasi altro problema associato all'uso dei farmaci. Di conseguenza, si raccolgono e si analizzano costantemente nuove informazioni sui farmaci, consentendo di modificare le raccomandazioni e i dosaggi.

8. L'importanza del follow-up :
Una volta emessa la prescrizione, il lavoro non è finito. Un monitoraggio regolare ci permette di verificare l'efficacia del trattamento, di regolare le dosi se necessario e di assicurarci che il paziente non manifesti effetti collaterali inattesi.

La vigilanza contro gli effetti collaterali e gli errori terapeutici è una responsabilità condivisa tra pazienti e operatori sanitari. Insieme, possono garantire che i potenziali benefici dei farmaci siano massimizzati, riducendo al minimo i rischi. Una danza delicata, certo, ma essenziale per la salute e il benessere di tutti noi.

Capitolo 19

SIMULAZIONE NELLA FORMAZIONE PEDIATRICA

L'importanza della simulazione
per la formazione continua.

Nell'arena in costante evoluzione della medicina, dove ogni gesto conta e ogni secondo può essere cruciale, la formazione non finisce mai. Si tratta di un viaggio perpetuo di apprendimento e miglioramento, e qui entra in gioco la simulazione. Proprio come un pilota di linea si allena sui simulatori di volo prima di prendere i comandi di un aereo vero e proprio, i professionisti della sanità si rivolgono sempre più alla simulazione per affinare le loro capacità e prepararsi all'imprevisto.

1. Una situazione priva di rischi:
Uno dei maggiori vantaggi della simulazione è che offre un ambiente privo di rischi, dove si possono commettere errori senza conseguenze reali. In questo modo, gli allievi possono esercitarsi, sperimentare e capire i loro errori in un contesto sicuro.

2. Riproduzione della realtà :
I moderni centri di simulazione possono ricreare fedelmente una varietà di scenari clinici, dai più comuni ai più rari. Questa riproduzione realistica consente un'immersione totale, preparando meglio l'individuo alla realtà del campo.

3. Feedback immediato:
Dopo ogni sessione di simulazione, i discenti possono ricevere un feedback immediato sulle loro prestazioni, consentendo loro di identificare i punti di forza e le aree di miglioramento.

4. Sviluppare le competenze non tecniche:
Oltre alle competenze cliniche pure, la simulazione può essere utilizzata anche per lavorare su abilità come la comunicazione, il processo decisionale, il lavoro di squadra e la gestione dello stress.

5. Incoraggiare il lavoro di squadra:
La simulazione offre un'opportunità unica di formare un intero team, consentendo a tutti i membri di imparare a lavorare insieme in modo più efficace e coordinato.

6. Aggiornamento delle conoscenze:
Con le tecniche, le procedure e le attrezzature in costante evoluzione, la simulazione è un modo efficace per garantire che i professionisti rimangano all'avanguardia nel loro campo.

7. Prepararsi a situazioni rare:
Alcune situazioni cliniche si presentano solo raramente, ma richiedono un intervento rapido ed efficace. La simulazione consente ai professionisti di allenarsi per questi scenari non comuni, in modo da non essere colti impreparati il giorno in cui si presentano.

8. Valutazione delle competenze:
Oltre alla formazione, la simulazione può essere utilizzata come strumento di valutazione, consentendo di misurare in modo oggettivo le competenze e le prestazioni di un individuo.

In un mondo in cui l'eccellenza clinica è imperativa e i margini di errore sono minimi, la simulazione è uno strumento prezioso per la formazione continua degli operatori sanitari. Non solo consente di perfezionare e aggiornare le competenze tecniche, ma rafforza anche lo spirito di squadra, la comunicazione e il processo decisionale. In questo modo, la simulazione non solo prepara le persone ad affrontare le sfide della vita quotidiana, ma le allena anche ad eccellere.

Scenari comuni e come avvicinarsi a loro.

La pediatria è un mondo in cui ogni giorno porta la sua parte di sfide, emozioni e sorprese. Come infermiere, è fondamentale sapere come anticipare, reagire e, soprattutto, adattarsi. Ecco alcuni scenari comuni in pediatria e i consigli per affrontarli con competenza e serenità.

1. Il bambino febbricitante senza altri sintomi apparenti :
   - Non si faccia prendere dal panico. La febbre è la reazione naturale dell'organismo a un'infezione o a un'infiammazione.
   - Misuri accuratamente la temperatura e cerchi altri segni (eruzione cutanea, brividi, letargia).
   - Rassicuri i genitori e spieghi che valuterà il bambino e informerà il medico.
2. Il bambino che rifiuta le cure :
   - Si avvicini al bambino con calma e parli con dolcezza.
   - Spieghi in modo semplice e breve cosa intende fare.
   - Si offra di tenere un giocattolo o di aiutare in qualche modo.
   - Se possibile, coinvolgere i genitori per rassicurarli.
3. L'adolescente riluttante a discutere:
   - Rispetti la loro privacy. Si offra di parlare senza la presenza dei genitori.
   - Stabilisca un rapporto di fiducia ascoltando senza giudicare.
   - Utilizzi un linguaggio adatto all'età e faccia domande aperte.
4. Il bambino che piange ininterrottamente:
   - Controlla i bisogni primari: fame, pannolino, sonno, comfort.
   - Cerchi di calmarli con movimenti dolci, ninne nanne o tenendoli vicini a lei.
   - Valutare se ci sono problemi medici, come le coliche o un'infezione all'orecchio.
5. Genitori ansiosi o iperprotettivi :
   - Sia empatico. Si ricordi che stanno attraversando un momento di stress.
   - Fornire informazioni chiare sulle condizioni del bambino e sull'assistenza fornita.

Li inviti a fare domande ed esprima la sua disponibilità ad ascoltare.

6. Un bambino che ha avuto una reazione allergica a un farmaco :

· Interrompere immediatamente la somministrazione del farmaco.

· Valutare i segni vitali del bambino e fare attenzione a eventuali eruzioni cutanee o difficoltà respiratorie.

· Informare il medico e documentare l'allergia nella cartella clinica.

7. Un bambino che è caduto nell'unità di cura:

· Mantenga la calma e si assicuri che suo figlio sia al sicuro.

· Valutare rapidamente se ci sono ferite o segni di trauma.

· Informare i genitori e il medico. Documentare l'incidente.

Ogni scenario pediatrico è unico, proprio come ogni bambino. La chiave è affrontare ogni situazione con calma, abilità e compassione. Con il tempo e l'esperienza, gli infermieri pediatrici sviluppano un'intuizione e un'adattabilità che consentono loro di affrontare efficacemente le sfide quotidiane. E alla base di tutto c'è sempre il profondo desiderio di fornire la migliore assistenza possibile a questi piccoli pazienti e alle loro famiglie.

Feedback e miglioramento continuo grazie alla simulazione.

La pediatria è una specialità ad alto rischio. I pazienti sono vulnerabili, le malattie sono varie e i sintomi spesso sottili o atipici. In questo contesto, come possono gli infermieri essere sicuri della loro pratica? Come possono garantire l'eccellenza dell'assistenza che forniscono? La risposta potrebbe risiedere in uno strumento didattico in rapida crescita: la simulazione.

Simulazione: un miraggio della realtà

La simulazione è l'arte di riprodurre una situazione o una patologia in modo realistico, senza i rischi associati. Grazie a manichini iperrealistici, ambienti adattati e scenari ben studiati, gli infermieri si immergono in una situazione quasi reale, che si tratti di un'emergenza, di una procedura delicata o di una comunicazione difficile con un parente.

Feedback: lo specchio delle nostre azioni

Il vero tesoro della simulazione non è tanto nell'esperienza in sé, quanto nel feedback che segue. È questo momento di analisi, riflessione e discussione che consente agli infermieri di fare un passo indietro e di identificare i propri punti di forza e le aree di miglioramento. In un ambiente attento, i colleghi e i formatori offrono un feedback costruttivo, consigli e suggerimenti. Lungi dall'essere stigmatizzati, gli errori sono visti come opportunità di apprendimento.

Miglioramento continuo: una ricerca senza fine

La bellezza della simulazione sta anche nella sua flessibilità. Gli scenari possono essere adattati per riflettere le sfide pediatriche attuali, le nuove pratiche o anche gli errori recenti che si sono verificati in un'unità. In questo modo, consente un miglioramento continuo, l'adattamento alle esigenze mutevoli della professione e la preparazione alle situazioni più complesse.

Simulazione: una cultura, non un evento

Affinché la simulazione dia i suoi frutti, non deve essere vista come un evento isolato, ma piuttosto come parte integrante della cultura della formazione. Sessioni regolari, il sostegno della direzione e l'impegno dei formatori sono tutti elementi chiave per creare un clima autentico di fiducia, apprendimento ed eccellenza.

La simulazione non è solo uno strumento, è una filosofia. Ci ricorda che, anche in una professione impegnativa come la pediatria, l'apprendimento è continuo, l'errore è umano e l'eccellenza è sempre a portata di mano. Grazie ad essa, gli infermieri pediatrici possono andare avanti con fiducia, sapendo di avere un GPS educativo con cui navigare nel complesso mare della pediatria.

Capitolo 20

SALUTE MENTALE IN PEDIATRIA

Riconoscere i segni del disagio psicologico nei bambini.

Il bambino, un essere in costante evoluzione, è un universo complesso. Le sue emozioni, la sua psiche, il suo comportamento... tutto è in evoluzione, tutto da scoprire. Nel mezzo di questo turbinio di crescita, alcuni segnali possono indicare che il bambino non sta semplicemente crescendo, ma sta vivendo un disagio psicologico. Saperli riconoscere è essenziale per gli operatori sanitari.

Cambiamenti comportamentali: i primi segnali d'allarme

Uno dei primi indicatori di disagio nei bambini è un cambiamento del loro comportamento abituale. Può trattarsi di un'agitazione improvvisa, di una regressione nelle abilità che avevano imparato in precedenza (come dormire o usare il vasino), di un'aggressività inspiegabile o di un ritiro sociale. Questi cambiamenti, spesso impercettibili, sono come le prime crepe in un muro: a volte preannunciano una struttura sottostante indebolita.

Disturbi del sonno: quando i sogni si trasformano in incubi

I disturbi del sonno sono comuni nei bambini in difficoltà. Insonnia, incubi ripetuti, sonnambulismo e incubi notturni possono riflettere un'ansia di fondo. È fondamentale non trascurare questi segnali, perché un sonno disturbato può avere conseguenze sulla salute fisica e mentale del bambino.

Difficoltà a scuola: la scuola come specchio dell'anima

La scuola è spesso un riflesso del benessere di un bambino. Un improvviso calo di rendimento, una mancanza di interesse per l'apprendimento, conflitti con i compagni di classe o con gli insegnanti possono essere segnali indicativi. Dietro al "non mi piace la scuola" a volte si nasconde il "non mi sento bene".

Espressioni verbali e non verbali: parole e malattie
I bambini in difficoltà a volte possono esprimere a parole la loro infelicità, con frasi allarmanti come "Sono una schifezza", "Voglio morire" o "Nessuno mi ama". Ma spesso è il corpo a parlare: dolori inspiegabili allo stomaco, mal di testa, tristezza negli occhi, postura dinoccolata. Saper ascoltare questi segnali non verbali è fondamentale.
Reazioni emotive accentuate: Quando il bicchiere trabocca
Capricci intensi, pianti inconsolabili, ipersensibilità... Queste reazioni sproporzionate possono indicare che il bambino è emotivamente sopraffatto e incapace di regolare le sue emozioni.

Il disagio psicologico nei bambini è un labirinto emotivo complesso. Saper riconoscere questi segnali significa avere la mappa per navigare con loro, al loro fianco, per guidarli verso un rifugio di pace e benessere. Per gli infermieri pediatrici, questa è una sfida, ma anche una missione: essere presenti, attenti e in ascolto, per tutti i bambini che chiedono silenziosamente aiuto.

L'impatto dei ricoveri ospedalieri sulla salute mentale.

'Lospedale. Un luogo di speranza e di guarigione, ma anche di sconvolgimento e di ansia. Per i pazienti, adulti o bambini, il ricovero in ospedale non è mai un evento banale. Rappresenta un'interruzione del ritmo di vita, un'immersione in un mondo dove la vulnerabilità è palpabile, dove il corpo e la mente sono messi a dura prova. Ed è proprio questo impatto sulla salute mentale che merita tutta la nostra attenzione.

Lo shock dell'annuncio: quando la realtà ci raggiunge

Il momento in cui si apprende di dover essere ricoverati in ospedale può essere come una scossa elettrica. Che il ricovero sia pianificato o inaspettato, la notizia immerge la persona in un mare di emozioni: paura, tristezza, rabbia, incomprensione. Questa tempesta emotiva iniziale può far presagire le sfide psicologiche che verranno.

Disorientamento temporale: quando i giorni diventano sfocati

I lunghi corridoi bianchi, l'incessante balletto degli assistenti, il bip delle macchine... L'ambiente ospedaliero tende a disorientare i pazienti. I giorni sono tutti uguali, le notti sono talvolta brevi o interrotte, e la nozione di tempo evapora. Questa perdita di punti di riferimento può portare a sentimenti di isolamento e persino di depersonalizzazione.

Perdita di autonomia: la difficoltà di lasciarsi andare

Essere un paziente significa accettare di diventare dipendente. Che si tratti dei gesti più intimi o delle decisioni che riguardano la propria salute, questa perdita di autonomia può sembrare un'umiliazione o un declassamento. Questa sensazione può alimentare sentimenti di impotenza o inutilità.

Isolamento sociale: allontanamento dalla famiglia e dagli amici.

Anche se le visite sono consentite, il ricovero crea una rottura con la vita quotidiana e con i propri cari. Questo isolamento può portare alla solitudine, esacerbando i sentimenti di abbandono o tristezza.

Preoccuparsi del futuro: L'incertezza come compagna

Il futuro è spesso una delle principali preoccupazioni. Come sarà la vita dopo il ricovero? Ci saranno effetti collaterali? Ricadute? Questa costante incertezza può essere fonte di ansia e stress.

Riconnettersi con il mondo esterno: la sfida di tornare alla normalità

Lasciare l'ospedale non è sinonimo di un immediato ritorno alla normalità. La convalescenza, gli adattamenti quotidiani e persino il trauma dell'esperienza possono avere un impatto sulla salute mentale.

Sebbene il ricovero in ospedale sia spesso necessario, ha una serie di effetti a cascata sulla psiche. Riconoscere e anticipare questi effetti è essenziale per offrire ai pazienti un supporto olistico, in cui corpo e mente siano curati insieme. Per gli operatori sanitari, questo significa ascoltare attentamente, adottare un approccio olistico e lavorare a stretto contatto con gli specialisti della salute mentale.

Lavorare con i professionisti salute mentale.

La salute è un delicato equilibrio tra il fisico e il mentale. Sebbene il ricovero ospedaliero si occupi principalmente di disturbi fisici, è essenziale non trascurare l'aspetto psicologico dell'assistenza. Una collaborazione efficace con i professionisti della salute mentale è quindi essenziale per garantire un'assistenza olistica al paziente. Ma come possiamo realizzare questa alleanza tra corpo e mente?

L'interdisciplinarità: una necessità

La collaborazione è più di un semplice consulto. Fa parte di una dinamica interdisciplinare in cui medici, infermieri, psicologi, psichiatri e altri professionisti discutono regolarmente il caso del paziente. Questo approccio collaborativo fornisce una visione completa del paziente, sia dal punto di vista fisico che psicologico.

Individuare i segnali: vigilanza costante

Gli operatori sanitari sono spesso i primi a individuare i segnali di un disagio psicologico. Che si tratti di un cambiamento nel comportamento, di un umore cupo o di un'espressione verbale di sofferenza, questi indizi sono essenziali per indirizzare il paziente verso un trattamento appropriato.

Intervento psicologico: un supporto prezioso

Di fronte a una malattia, a un intervento chirurgico o a un ricovero prolungato, le reazioni psicologiche possono essere varie: ansia, depressione, rabbia, negazione... I professionisti della salute mentale offrono un luogo per ascoltare, parlare e, se necessario, intraprendere un'azione terapeutica appropriata.

Educazione e rassicurazione: Il ruolo dell'informazione

La mancanza di conoscenza o di idee preconcette su alcune malattie può essere fonte di ansia. I professionisti della salute mentale, in collaborazione con il resto dell'équipe sanitaria, svolgono un ruolo essenziale nell'educare i pazienti e le loro famiglie, aiutandoli a comprendere meglio la loro situazione, i trattamenti e le prospettive per il futuro.

Dopo il ricovero in ospedale: mantenere vivo il legame

La dimissione 'dallospedale non significa la fine delle cure. I professionisti della salute mentale possono fornire un follow-up post-ospedaliero, in particolare per i pazienti che hanno vissuto eventi traumatici o hanno una storia psicologica. Questa continuità di assistenza è fondamentale per un recupero completo.

La collaborazione con i professionisti della salute mentale arricchisce e completa l'assistenza medica tradizionale. Ci ricorda che dietro ogni malattia, ogni lesione, c'è un essere umano con le sue emozioni, paure e speranze. Ed è prendendoci cura di questa dimensione umana che possiamo affermare di offrire un'assistenza veramente integrata.

Capitolo 21

MALATTIE GENETICHE E DISTURBI METABOLICI IN PEDIATRIA

Introduzione alle malattie genetiche.

Siamo tutti composti da una miriade di piccoli blocchi di costruzione chiamati cellule. Nel cuore di ogni cellula, nascosta come un tesoro, si trova una biblioteca di informazioni incredibilmente complessa: il nostro DNA. È in questa elegante spirale, questa doppia elica, che sono codificate tutte le istruzioni necessarie per costruire e far funzionare il nostro corpo. Ma a volte ci sono errori in questo codice, incomprensioni in queste istruzioni, ed è qui che nascono le malattie genetiche.

Le malattie genetiche sono come antiche storie che sono state tramandate attraverso le generazioni, a volte silenziosamente, a volte con un'esplosione improvvisa. Possono essere ereditate dai nostri genitori, oppure possono sorgere spontaneamente, come una nota sbagliata in una melodia altrimenti armoniosa. Queste variazioni possono essere minuscole, a volte solo una lettera del codice genetico è difettosa, ma le loro conseguenze possono essere vaste, influenzando ogni aspetto della salute e dello sviluppo.

Tuttavia, per quanto misteriose e complesse possano sembrare, queste malattie ci raccontano anche storie di innovazione, perseveranza e speranza. Con ogni scoperta nel campo della genetica, ci avviciniamo alla comprensione di questi enigmi e a come trattarli o prevenirli. Dalla terapia genica ai test preventivi, i progressi medici continuano ad aprire nuove strade per affrontare queste sfide uniche.

Le malattie genetiche, sebbene profondamente radicate nel nostro DNA, non sono il nostro destino incrollabile. Con la scienza come bussola, navighiamo in queste acque complesse, cercando di capire, trattare e sostenere le persone colpite. Mentre ci addentriamo in questo vasto universo della genetica, ricordiamo che ogni gene racconta una storia, ogni variazione ha un significato e ogni scoperta porta la speranza di un futuro migliore.

Le sfide dell'assistenza.

L'assistenza medica è una strada tortuosa, una danza delicata tra il paziente, gli operatori sanitari, la famiglia e talvolta un'intera comunità. Nel contesto della pediatria, dove il bambino è al centro delle preoccupazioni, questa strada può essere ancora più complessa. Come se si trattasse di guidare una barca fragile attraverso un mare agitato, ogni onda e corrente rappresenta una sfida unica.

Innanzitutto, la comunicazione è essenziale, ma può essere difficile. I bambini, soprattutto quelli piccoli, non sempre hanno le parole per esprimere il loro dolore o le loro paure. Inoltre, la comprensione di diagnosi complesse o di trattamenti invasivi può essere una prova per i genitori che sono già sopraffatti dalle preoccupazioni.

Poi arriva la sfida di personalizzare l'assistenza. Ogni bambino è unico, con la sua combinazione di sintomi, esigenze e storia personale. Adattare l'assistenza a ciascun paziente, tenendo conto delle raccomandazioni cliniche e dei protocolli standard, è un'arte delicata che gli assistenti devono padroneggiare.

Anche il contesto familiare gioca un ruolo cruciale. La famiglia può essere una fonte inestimabile di sostegno, ma anche una fonte di stress e di tensione. Tenere conto delle dinamiche familiari, delle disuguaglianze socio-economiche e delle credenze culturali è essenziale per un'assistenza di successo.

Le risorse, o meglio la loro mancanza, sono un altro ostacolo importante. Che si tratti di accesso a farmaci costosi, attrezzature specialistiche o specialisti, la capacità di fornire un'assistenza ottimale è talvolta ostacolata da vincoli esterni.

Tuttavia, nonostante queste sfide, l'assistenza pediatrica è anche caratterizzata da innumerevoli storie di resilienza, innovazione e speranza. Ogni ostacolo superato rafforza il legame tra chi assiste e chi è assistito, e ogni successo, per quanto piccolo, viene celebrato come una grande vittoria.

L'assistenza è un viaggio, con i suoi alti e bassi. Ma con determinazione, empatia e collaborazione, possiamo attraversare queste sfide, sempre con l'obiettivo di fornire la migliore assistenza possibile ai nostri giovani pazienti.

Lavorare con i genetisti e consulenti genetici.

La medicina ha fatto progressi folgoranti nel corso dei decenni e la genetica è una delle sue aree più promettenti e complesse. Mentre ci addentriamo sempre di più nel codice genetico, decifrando i misteri del nostro DNA, la necessità di una stretta collaborazione tra pediatri, genetisti e consulenti genetici non è mai stata così cruciale.

Innanzitutto, la conoscenza approfondita dei geni, dei cromosomi e delle molecole da parte del genetista può far luce sui misteri di una malattia che altrimenti rimarrebbe un enigma. Che si tratti di un disturbo raro o di una mutazione genetica che porta a una patologia, la loro esperienza può fornire una diagnosi precisa, spesso basata su un semplice esame del sangue.

Ma una diagnosi genetica, per quanto accurata, può essere difficile da decifrare per una famiglia già in preda all'ansia. È qui che entra in gioco il consulente genetico. Come un traduttore, agisce come un ponte tra il complesso mondo della genetica e la realtà quotidiana dei pazienti e delle loro famiglie. Con compassione e chiarezza, forniscono informazioni essenziali, aiutano le famiglie a capire cosa stanno affrontando e le guidano attraverso le decisioni mediche, a volte confuse, che li attendono.

Il pediatra si trova all'incrocio di questi due mondi. Lavora a stretto contatto con il genetista per comprendere le implicazioni mediche della diagnosi e con il consulente genetico per garantire che la famiglia riceva il sostegno e le informazioni necessarie. La loro conoscenza intima del bambino e della famiglia consente loro di personalizzare l'assistenza in modo olistico, tenendo conto delle esigenze mediche e psicologiche del bambino.

Questa collaborazione tridimensionale rappresenta il futuro della pediatria. L'unione di questi tre pilastri crea un approccio integrato che pone il bambino e la sua famiglia al centro delle cure, beneficiando al contempo degli ultimi progressi scientifici. E poiché la scienza della genetica continua a svilupparsi, questa collaborazione sarà fondamentale per garantire che ogni bambino riceva la migliore assistenza possibile, su misura per il suo patrimonio genetico unico.

Capitolo 22

TRATTAMENTO MALATTIE INFETTIVE

Malattie infettive comune in pediatria.

Fin dai primi giorni di vita, i bambini si confrontano con un universo invisibile popolato da batteri, virus e altri microrganismi. Sebbene questi incontri siano spesso innocui, a volte possono portare a malattie infettive. In pediatria, la conoscenza di queste condizioni è essenziale, in quanto rappresentano un'ampia percentuale di consultazioni.

I 'classici' del mondo pediatrico includono:
- **Infezioni respiratorie**: come la bronchiolite, spesso causata dal virus respiratorio sinciziale (RSV) nei neonati, o le otiti e le tonsilliti, comuni nei bambini più grandi.
- **Gastroenterite virale**: caratterizzata da vomito, diarrea e talvolta febbre. Spesso sono causate da rotavirus o norovirus.
- **Infezioni della pelle**: come l'impetigine, un'infezione batterica superficiale, o la varicella, una malattia virale che provoca un'eruzione di vesciche pruriginose.
- **Infezioni del tratto urinario**: più comuni nelle ragazze, possono essere causate da una varietà di batteri, il più comune dei quali è l'Escherichia coli.
- **Malattie eruttive**: come la rosolia, il morbillo e la parotite. Sebbene la vaccinazione abbia ridotto la loro incidenza, i focolai possono ancora verificarsi.
- **Meningite**: infiammazione delle meningi causata da batteri, come il meningococco, o da virus.

Oltre a questi disturbi comuni, i pediatri devono essere preparati anche a malattie meno frequenti ma potenzialmente gravi, come il tetano, la tubercolosi e la pertosse. In questo caso, la vaccinazione gioca un ruolo fondamentale nella prevenzione.

Conoscere queste malattie significa anche saperle riconoscere rapidamente. I sintomi nei bambini possono essere a volte atipici o più discreti di quanto si possa pensare. Ascoltare attentamente i genitori, essere clinicamente vigili e lavorare a stretto contatto con i professionisti della salute sono tutti elementi essenziali per fare una diagnosi rapida e accurata e fornire il miglior trattamento possibile.

La pediatria è un viaggio costante tra il mondo visibile del bambino e l'universo invisibile dei microrganismi. Una danza delicata in cui la conoscenza, la prevenzione e l'azione rapida sono le chiavi per un trattamento di successo.

Prevenzione e controllo delle infezioni.

L'ospedale pediatrico è una fortezza. Eppure i suoi nemici non sono visibili a occhio nudo. Sono microrganismi: virus, batteri, funghi, che, nonostante le loro dimensioni, possono causare danni considerevoli. Al centro di questa battaglia, il ruolo degli operatori sanitari è fondamentale per prevenire e controllare le infezioni, garantendo così un ambiente sicuro per i pazienti più vulnerabili.

Le basi della prevenzione:

La prima linea di difesa è l'**igiene delle mani**. Può sembrare semplicistico, ma un lavaggio regolare e accurato delle mani con acqua e sapone o con soluzioni idroalcoliche può ridurre notevolmente il rischio di trasmissione.

L'isolamento dei pazienti infetti è un'altra misura essenziale. A seconda del tipo di infezione, si possono mettere in atto diverse precauzioni, che vanno dall'isolamento standard a misure più specifiche, come l'isolamento delle gocce per le malattie respiratorie.

Anche la **disinfezione delle superfici e delle attrezzature** è fondamentale. I giocattoli, che si trovano spesso nei reparti pediatrici, devono essere puliti regolarmente, così come i mobili e gli strumenti medici.

La vaccinazione, sia dei pazienti che del personale sanitario, è un'altra arma importante. Non solo protegge le persone vaccinate, ma aiuta anche a proteggere la comunità, limitando la circolazione degli agenti infettivi.

Anche la **formazione continua** del personale è essenziale. Capire come si trasmettono i diversi agenti patogeni, conoscere le ultime raccomandazioni e semplicemente essere consapevoli delle problematiche legate alle infezioni, contribuiscono a rafforzare la barriera contro le epidemie.

Oltre la prevenzione :

Nonostante tutte queste precauzioni, le infezioni possono ancora verificarsi. Il **rilevamento** e l'identificazione rapida dell'agente patogeno in questione sono fondamentali per adottare le misure appropriate.

Il feedback e le **analisi degli eventi avversi** vengono utilizzati per regolare e migliorare i protocolli, rendendo il sistema sempre più solido.

Anche la **collaborazione con le famiglie** è essenziale. Istruirle sui segni dell'infezione, incoraggiarle a segnalare qualsiasi sintomo sospetto e insegnare loro buone pratiche igieniche sono tutti elementi che aiutano a coinvolgere attivamente la prima linea di sorveglianza: le persone che circondano il bambino.

Prevenire e controllare le infezioni pediatriche è una missione collettiva, in cui ogni azione, ogni decisione e ogni collaborazione conta. Perché alla fine si tratta di proteggere i nostri tesori più preziosi: i nostri bambini.

Vaccinazione: miti e realtà.

In un'epoca in cui l'accesso alle informazioni non è mai stato così facile, distinguere il vero dal falso sta diventando una sfida titanica, e la vaccinazione non fa eccezione alla regola. Circolano molte idee preconcette, a volte condite da paure o incomprensioni ancestrali, che alimentano la diffidenza. Diamo un'occhiata più da vicino a questo tema cruciale di salute pubblica, districando i miti dalle realtà e facendo luce su questo percorso che la scienza e la medicina hanno lavorato così duramente per raggiungere.

Mito 1: I vaccini possono causare le malattie che dovrebbero prevenire.
Fatto: la maggior parte dei vaccini contiene forme attenuate o inattivate dei germi che colpiscono, progettate per scatenare una risposta immunitaria senza causare malattie. Sebbene alcune persone possano avvertire sintomi lievi dopo la vaccinazione, questo è generalmente legato alla reazione dell'organismo al vaccino, non alla malattia stessa.

Mito 2: È meglio contrarre una malattia naturalmente che essere vaccinati.
Fatto: le malattie contro cui ci vacciniamo possono essere gravi e portare a complicazioni. Il morbillo, ad esempio, può causare l'encefalite e la poliomielite può portare alla paralisi permanente. La vaccinazione la protegge senza i rischi associati a queste malattie.

Mito 3: I vaccini contengono ingredienti pericolosi come il mercurio.
Realtà: i vaccini sono soggetti a standard rigorosi e le quantità di additivi che contengono sono minime e considerate sicure. Il tiomersale, ad esempio, che contiene mercurio, è stato eliminato o ridotto a tracce trascurabili in tutti i vaccini infantili.

Mito 4: La vaccinazione può causare l'autismo.

Realtà: Questa idea si basa su uno studio del 1998, che nel frattempo è stato screditato e ritirato. Numerosi studi successivi hanno dimostrato che non esiste alcun legame tra vaccinazione e autismo.

Mito 5: È meglio scaglionare le vaccinazioni per non sovraccaricare il sistema immunitario dei bambini.

Realtà: il calendario delle vaccinazioni è stato attentamente studiato per offrire una protezione ottimale il prima possibile. Distanziare le vaccinazioni espone inutilmente i bambini alle malattie per un periodo di tempo più lungo.

In un'epoca in cui la disinformazione può diffondersi rapidamente come un virus, armarsi di conoscenza è la nostra migliore difesa. I vaccini sono uno dei progressi medici più preziosi della storia, avendo salvato innumerevoli vite e ridotto la sofferenza di milioni di persone. Di fronte all'oscurità dei miti, la luce dei fatti deve sempre prevalere.

Capitolo 23

ETICA
IN PEDIATRIA

Dilemmi etici comuni.

L'etica, la bussola morale, è spesso messa alla prova in molte situazioni, in particolare nei campi della medicina, della ricerca, della giustizia e degli affari. Di fronte a scelte in cui 'giusto' e 'equo' possono sembrare in conflitto, i professionisti e gli individui possono sentirsi profondamente confusi. Ecco alcuni dei dilemmi etici più comunemente incontrati:

Riservatezza vs. sicurezza: la riservatezza deve essere violata per proteggere un individuo o la società? Ad esempio, un medico dovrebbe informare le autorità se un paziente confessa l'intenzione di nuocere ad altri?

Autonomia vs. benessere: la scelta di una persona deve essere rispettata, anche se sembra essere dannosa? Questo è il caso, ad esempio, quando un paziente rifiuta un trattamento salvavita.

Giustizia vs. equità: tutti devono essere trattati in modo identico o il trattamento deve essere adattato alle esigenze individuali? Nel sistema sanitario, ad esempio, come dovrebbero essere distribuite le risorse limitate: in modo equo o in base alla gravità della malattia?

Integrità scientifica vs. pressione economica: un ricercatore dovrebbe pubblicare risultati non conclusivi, anche se questo potrebbe danneggiare la sua carriera o gli interessi economici del suo datore di lavoro?

Diritti individuali vs. bene comune: a che punto i diritti individuali possono essere limitati per proteggere la società nel suo complesso, come nel caso delle quarantene durante le epidemie?

Fine vita: quando si deve decidere di interrompere il trattamento di un paziente malato terminale? Chi dovrebbe prendere questa decisione?

Sperimentazione animale e progresso medico: è etico utilizzare gli animali per la ricerca che potrebbe portare a trattamenti benefici per gli esseri umani?

Onestà vs. Compassione: dobbiamo sempre dire la verità, anche se potrebbe causare danni? Per esempio, dovremmo dire a un paziente una prognosi infausta se è probabile che perda la speranza?

Ogni dilemma etico è unico e non ha una soluzione facile. Spesso la risposta dipende dal contesto e dai valori personali, culturali o sociali. Ma prendendosi il tempo per riflettere, discutere e soppesare i diversi aspetti di ogni situazione, è possibile arrivare a una decisione che, anche se non è perfetta, è presa con consapevolezza e preoccupazione per il benessere di tutti.

La fine della vita e le decisioni difficili.

È difficile immaginare un momento più toccante o complesso di quello in cui la vita inizia a finire. La fine della vita, e le decisioni che la circondano, è un viaggio solenne che ogni individuo e la sua famiglia possono trovarsi a dover compiere, e ogni viaggio è unico, tinto di sfumature di emozione, dolore, speranza e, a volte, accettazione.

Riconoscere il crepuscolo: anche prima di entrare nel labirinto delle decisioni, è essenziale riconoscere e accettare che la fine è vicina. Questa consapevolezza può essere improvvisa come uno shock o delicata come una brezza autunnale, ma è inevitabile.

Cure o conforto: bisogna continuare i trattamenti curativi o scegliere le cure palliative? Questa è una delle scelte più difficili, soprattutto quando la speranza sta svanendo. Il desiderio di prolungare la vita può scontrarsi con la qualità della stessa.

La voce del paziente: Idealmente, il paziente è al centro di tutte le decisioni. Ma cosa fare quando i pazienti non sono in grado di esprimersi? Quando esistono, le direttive anticipate possono essere una guida preziosa.

Il ruolo della famiglia: i familiari sono spesso combattuti tra il desiderio di mantenere in vita il proprio caro e il dolore di vederlo soffrire. La loro voce è essenziale, ma è fondamentale temperarla con i desideri e le esigenze del paziente.

Dilemmi etici: dalla rianimazione all'alimentazione forzata, ogni decisione può avere importanti implicazioni etiche. Come trovare il giusto equilibrio tra fare "tutto il possibile" e "ciò che è meglio"?

Supporto spirituale ed emotivo: per molte persone, la fine della vita è anche un momento di resa dei conti spirituale. Il sostegno, religioso o laico, può essere prezioso.

Dolore anticipato: anche prima del decesso, può iniziare il processo di elaborazione del lutto. Riconoscere questo dolore anticipato può aiutarla a superarlo.

Le conseguenze: Una volta che la vita è terminata, il viaggio non è finito. Le persone care devono attraversare il proprio dolore, il rimpianto e il sollievo, e iniziare il lungo processo di elaborazione del lutto.

Ogni decisione presa alla fine della vita ha conseguenze di vasta portata, non solo per il paziente, ma anche per tutti coloro che lo circondano. Questi momenti, sebbene profondamente difficili, sono anche l'essenza stessa della nostra umanità: ci ricordano la nostra vulnerabilità, la nostra interdipendenza e l'importanza di ogni momento.

L'importanza del consenso informato.

All'incrocio tra medicina ed etica si trova un principio sacro: il consenso informato. Più che una semplice firma su un modulo, incarna l'essenza stessa del rispetto per i pazienti, dando loro il potere e la responsabilità di fare le proprie scelte mediche.

Autonomia del paziente : Il cuore del consenso informato è il rispetto dell'autonomia individuale. Ogni persona è considerata come un individuo in grado di prendere decisioni sul proprio benessere, a condizione che sia sufficientemente informata.

Comunicazione aperta: affinché il consenso sia veramente "informato", l'operatore sanitario deve fornire al paziente tutte le informazioni necessarie in modo chiaro e comprensibile. Questo include i benefici e i rischi, le possibili alternative e le conseguenze del non sottoporsi al trattamento.

Più che semplici informazioni: il processo va ben oltre il semplice passaggio di informazioni. Si tratta di un dialogo in cui i pazienti possono fare domande, esprimere le loro preoccupazioni e, infine, prendere una decisione informata.

Protezione contro gli abusi: il consenso informato funge anche da baluardo contro trattamenti e interventi indesiderati. In una storia medica costellata di maltrattamenti e sperimentazioni non etiche, questo principio garantisce che il paziente non sarà mai una semplice variabile in un'equazione.

Riconoscimento dei limiti: Naturalmente, ci sono situazioni in cui il consenso informato può essere complesso, come nel caso di pazienti che non sono in grado di comprendere le informazioni o di prendere decisioni. In questi casi, i tutori legali, le direttive anticipate o i comitati etici svolgono un ruolo fondamentale.

Un processo continuo: il consenso non è un evento unico. Man mano che il trattamento si evolve o si rendono disponibili nuove informazioni, il dialogo con il paziente deve continuare, assicurando che il suo consenso rimanga informato durante tutto il processo.

Un pilastro della fiducia: al di là delle sue implicazioni pratiche, il consenso informato è fondamentale per stabilire e mantenere la fiducia tra paziente e operatore sanitario. Crea un rapporto di partnership in cui ogni parte è rispettata e valorizzata.

Il consenso informato è un riflesso della medicina moderna ed etica, in cui il paziente non è semplicemente un destinatario passivo delle cure, ma un protagonista attivo e informato della propria assistenza sanitaria. È una celebrazione del diritto di ogni individuo alla dignità, al rispetto e all'autodeterminazione.

Capitolo 24

PRENDERSI CURA DEI BAMBINI CON ESIGENZE SPECIALI

Bambini con disturbi
nello spettro autistico.

Al centro del mosaico umano c'è un gruppo di individui il cui modo di percepire, interagire e navigare nel mondo spesso differisce dalla maggioranza. Questi bambini, con disturbi dello spettro autistico (ASD), apportano una tavolozza di colori unica al quadro umano, ma presentano anche sfide particolari.

Che cos'è l'ASD? Il termine "spettro" è fondamentale per comprendere questa condizione. Significa che non esistono due bambini con autismo esattamente uguali nella loro presentazione o nelle loro esigenze. Alcuni possono avere difficoltà di comunicazione ed evitare il contatto visivo, mentre altri possono avere un talento particolare o una maggiore sensibilità sensoriale.

Sfide quotidiane: molti bambini con autismo possono sperimentare una maggiore ansia, in particolare in ambienti rumorosi o caotici. Possono anche avere difficoltà a comprendere le sfumature sociali, il che può renderli vulnerabili alle prese in giro o all'isolamento.

Capacità uniche: è essenziale riconoscere che molti di questi bambini possiedono anche talenti e capacità notevoli. Alcuni possono eccellere in aree come l'arte, la musica o la matematica, mentre altri possono avere una memoria eccezionale o una capacità di percepire dettagli che ad altri potrebbero sfuggire.

Un approccio incentrato sul bambino: La cura dei bambini autistici richiede un approccio personalizzato. Ciò che funziona per un bambino può non funzionare per un altro. La chiave è capire e accettare ogni bambino per quello che è, cercando al contempo dei modi per aiutarlo a navigare in un mondo che a volte può sembrare opprimente.

L'importanza dell'integrazione: piuttosto che cercare di 'curare' o 'cambiare' i bambini autistici, l'accento è ora posto sull'accettazione e sull'integrazione. Ciò significa fornire il supporto necessario per condurre una vita soddisfacente, valorizzando il loro contributo unico alla società.

Coinvolgimento della famiglia: le famiglie svolgono un ruolo fondamentale nella vita dei bambini con autismo. Spesso sono i loro primi difensori, educatori e sostenitori. Lavorare in collaborazione con le famiglie è essenziale per fornire un'assistenza olistica.

Verso una società inclusiva: mentre la comprensione e l'accettazione dell'ASD continuano a crescere, c'è ancora molto da fare. Una società inclusiva è quella in cui ogni bambino, autistico o meno, viene valorizzato per quello che è, e in cui ogni individuo ha l'opportunità di raggiungere il suo pieno potenziale.

Comprendere e sostenere i bambini con ASD non è solo una questione di medicina o di educazione. Si tratta di umanità. Si tratta di riconoscere che ogni individuo, a prescindere dalla sua neurodiversità, ha un valore inestimabile e un ruolo unico da svolgere nel grande schema della vita.

Bambini con mobilità ridotta o con disabilità sensoriali.

Quando pensiamo all'infanzia, spesso immaginiamo immagini di gioco, di scoperta e di esperienze felici. Ma per alcuni bambini la realtà è un po' diversa. Quelli con mobilità ridotta o disabilità sensoriali affrontano sfide uniche per loro, pur vivendo momenti di gioia e di realizzazione altrettanto preziosi.

Comprendere le sfide: I bambini con disabilità motorie possono avere difficoltà nelle attività quotidiane che molti danno per scontate, che si tratti di camminare, giocare o persino vestirsi. I bambini con disabilità sensoriali, che si tratti di vista, udito o altri sensi, devono imparare a navigare in un mondo che non sempre è adattato alle loro esigenze.

Capacità al di là delle sfide: è essenziale riconoscere che questi bambini non sono definiti dalle loro sfide. Hanno passioni, talenti e aspirazioni come tutti gli altri. Un bambino ipovedente può avere un talento per la musica, mentre un bambino in sedia a rotelle può eccellere nel nuoto o nel basket in carrozzina.

L'importanza del sostegno: gli adattamenti, sotto forma di dispositivi di assistenza, tecnologie o modifiche ambientali, possono aiutare molto questi bambini ad acquisire indipendenza e a partecipare pienamente alla vita.

L'inclusione è fondamentale: l'educazione inclusiva, in cui i bambini con esigenze speciali imparano insieme ai loro coetanei, favorisce l'accettazione, la comprensione e il cameratismo. Ne beneficia non solo il bambino interessato, ma anche l'intera comunità, che impara il valore della diversità e dell'empatia.

L'importanza dell'ascolto: per offrire il miglior supporto possibile, è fondamentale ascoltare questi bambini e le loro famiglie. Sono i migliori esperti delle loro esperienze.

Storie di successo che ispirano: Sebbene questi bambini possano incontrare ostacoli, con il giusto supporto possono anche raggiungere risultati incredibili. Le storie di persone con disabilità che hanno successo nelle arti, nello sport, nella scienza e in altri campi possono essere fonte di ispirazione per tutti.

Verso una società adattata: man mano che la società diventa più consapevole e inclusiva, le opportunità per i bambini a mobilità ridotta o con disabilità sensoriali continuano a crescere. È una responsabilità collettiva garantire che abbiano tutte le opportunità per prosperare e contribuire alla comunità.

Ogni bambino, a prescindere dalle sue difficoltà, apporta un valore inestimabile al mondo. Riconoscendo e valorizzando il loro potenziale unico, possiamo tutti contribuire a un futuro più inclusivo e attento.

Lavorare con team multidisciplinari per fornire un'assistenza integrata.

Nel vasto mondo dell'assistenza sanitaria, se ogni professionista è una stella che brilla di per sé, la vera magia avviene quando queste stelle si collegano per formare costellazioni. Lavorare con team multidisciplinari è proprio una costellazione di questo tipo, in cui le diverse abilità e competenze si combinano per offrire un'assistenza integrativa e centrata sul paziente.

L'essenza della multidisciplinarità: un'équipe multidisciplinare riunisce diversi professionisti della salute - medici, infermieri, terapisti, psicologi, dietisti, assistenti sociali e molti altri. Ognuno di loro contribuisce al lavoro del team, fornendo una visione a 360 gradi del paziente.

Abbattere i silos professionali: in passato, ogni specialista lavorava spesso in modo isolato. Ma la consapevolezza della ricchezza che un approccio collaborativo può apportare ha cambiato tutto questo. Oggi, l'assistenza non è più lineare, ma piuttosto in rete, con ogni professionista che apporta la sua particolare sfumatura.

Comunicazione fluida: Il cuore di questa collaborazione è la comunicazione aperta e trasparente. Gli incontri consultivi, le discussioni sui casi e le revisioni cliniche sono momenti chiave in cui il team discute, discute e pianifica l'assistenza insieme.

I vantaggi per il paziente: grazie a questa collaborazione, i pazienti beneficiano di un'assistenza completa. Invece di navigare nel labirinto delle cure da soli, sono accompagnati da un team affiatato, dove ogni membro contribuisce a un piano di cura coerente e personalizzato.

Rispetto delle competenze: uno dei pilastri di questa collaborazione è il rispetto reciproco. Ogni professionista riconosce la competenza dell'altro e sa quando delegare o chiedere consiglio. L'umiltà e il riconoscimento reciproco rafforzano la dinamica del team.

Formazione continua: la collaborazione non si ferma alla sala operatoria. Corsi di formazione congiunti, workshop e seminari sono occasioni preziose per rafforzare i legami, scambiare conoscenze e rimanere all'avanguardia delle migliori pratiche.

Le sfide: naturalmente, lavorare in un team non è sempre facile. Possono sorgere differenze di opinione e tensioni. Ma con una comunicazione aperta, una visione condivisa e la volontà di andare avanti, queste sfide possono essere superate.

La collaborazione multidisciplinare non è solo un modo di lavorare, è una filosofia. Riconosce che la vera cura di un individuo richiede un approccio olistico, in cui il corpo e la mente sono inseparabili e in cui ogni professionista suona una melodia essenziale nella sinfonia dell'assistenza integrativa.

Capitolo 25

EMERGENZE PEDIATRICHE

Le particolarità delle emergenze nei bambini.

Nel trambusto del pronto soccorso, il pianto di un bambino può essere particolarmente toccante. Le emergenze pediatriche sono un mondo a parte, dove la fragilità incontra la resilienza, dove la paura incontra la speranza. Questa specificità richiede un approccio su misura, sia in termini medici che umani.

Una fisiologia diversa: I bambini non sono solo adulti in miniatura. La loro fisiologia cambia costantemente, dai neonati agli adolescenti. Questa rapida trasformazione richiede una conoscenza approfondita di ogni fase dello sviluppo, perché ciò che è normale per un neonato può essere allarmante per un bambino più grande.

Sintomi ambigui: nei bambini, soprattutto quelli più piccoli, l'espressione dei sintomi può essere sfumata. Il dolore addominale può significare una semplice gastroenterite o qualcosa di più serio come l'appendicite. L'arte sta nell'interpretare questi segnali spesso sottili.

Comunicazione appropriata: parlare con un bambino spaventato o angosciato richiede un approccio dolce e rassicurante. Gli operatori sanitari devono spesso svolgere il ruolo di detective, estraendo informazioni cruciali con empatia e pazienza.

L'importanza della famiglia e degli amici: i genitori o i tutori sono alleati essenziali. La loro conoscenza del bambino, le loro osservazioni e il loro intuito possono essere strumenti preziosi per la diagnosi e il trattamento. Inoltre, la loro presenza rassicurante è essenziale per il bambino.

Attrezzature adattate: dalle dimensioni degli strumenti al dosaggio dei farmaci, tutto viene adattato alle esigenze specifiche dei bambini. La radiologia, la chirurgia e persino l'osservazione richiedono attrezzature e tecniche appositamente adattate.

Assistenza completa: al di là della malattia o della lesione, i bambini hanno anche esigenze emotive e psicologiche. L'assistenza comprende non solo il trattamento medico, ma anche il supporto psicologico, l'educazione e la preparazione a eventuali interventi.

Formazione continua: data la natura specifica delle emergenze pediatriche, la formazione continua è essenziale per i professionisti. Consente loro di tenersi aggiornati sugli ultimi progressi, di adeguare le loro competenze e di perfezionare il loro approccio.

I reparti di emergenza pediatrica sono un mondo in cui la scienza medica incontra l'arte della compassione. Ogni bambino che varca queste porte non è solo un paziente, ma una promessa per il futuro. Una promessa che i professionisti si sforzano di mantenere intatta, attraverso un'assistenza adeguata, attenta e premurosa.

Triage e assistenza iniziale.

Nel mezzo del trambusto del pronto soccorso, la prima fase dell'assistenza medica è spesso il triage. È una fase cruciale, in cui ogni secondo conta, ma in cui la precisione è essenziale. Nel contesto pediatrico, questo processo assume una maggiore complessità e sensibilità.

Triage: la prima linea di difesa

Valutazione rapida: non appena il bambino arriva, viene effettuata una valutazione rapida dei segni vitali. Questa prima occhiata aiuta a determinare la gravità e la natura della situazione: si tratta di un'emergenza pericolosa per la vita o possiamo permetterci di aspettare qualche minuto in più?

Raccogliere informazioni: allo stesso tempo, è fondamentale raccogliere rapidamente informazioni dai genitori o dai tutori. L'anamnesi, i farmaci assunti e la descrizione dei sintomi possono fornire indizi preziosi sulla condizione del bambino.

Categorizzazione: a seconda della valutazione iniziale, il bambino viene classificato in base a diversi livelli di urgenza. Questa categorizzazione consente di indirizzare efficacemente i pazienti verso le risorse appropriate.

Assistenza iniziale: stabilizzazione e guida

Stabilizzazione: per i casi più gravi, la priorità è stabilizzare il bambino. Ciò può comportare ossigeno, reintegrazione di liquidi, controllo della temperatura o altri interventi salvavita.

Valutazione approfondita: una volta che il bambino si è stabilizzato, viene effettuata una valutazione più dettagliata. Questa può includere esami fisici, analisi di laboratorio, radiografie o altri esami diagnostici.

Comunicazione: tenere informati i genitori è un passo fondamentale. Devono essere informati sulle condizioni del loro bambino, sugli interventi previsti e sui risultati dei test. Questa comunicazione deve essere chiara, trasparente e compassionevole.

Rinvio: a seconda dei risultati della valutazione, il bambino può essere indirizzato al ricovero, all'intervento chirurgico, all'osservazione o semplicemente mandato a casa con istruzioni specifiche.

Il triage e l'assistenza iniziale sono fasi decisive nella gestione delle emergenze pediatriche. Richiedono sia una notevole competenza medica che un profondo senso di umanità. Ogni decisione e ogni azione è importante, perché dietro ogni bambino c'è una storia, una famiglia e un futuro pieno di promesse.

Preparazione
a situazioni di emergenza più rare.

Nel mondo frenetico dell'assistenza d'emergenza, mentre molti scenari si incontrano comunemente, ci sono situazioni che, a causa della loro rarità, possono sorprendere anche il professionista più esperto. Sebbene siano meno frequenti, la preparazione a queste emergenze insolite è essenziale, poiché la loro comparsa inaspettata può rivelarsi critica.

La Rare, La Mystérieuse e L'Imprevue

Formazione continua: la medicina è un campo in costante evoluzione. La formazione continua, sia teorica che pratica, è una pietra miliare della preparazione. Seminari, workshop e simulazioni dedicati a malattie rare o a situazioni cliniche insolite possono fare la differenza.

Protocolli di emergenza specifici: avere protocolli predefiniti per le situazioni rare assicura una risposta rapida e strutturata. Che si tratti del morso di un animale esotico, di un avvelenamento raro o di una malattia tropicale inaspettata, una guida all'azione può salvare la vita.

Attrezzature e farmaci specializzati: alcuni scenari di emergenza richiedono attrezzature o farmaci specifici. Anche se rari, la loro disponibilità immediata è essenziale.

Collaborazione interospedaliera: la collaborazione con centri specializzati o di riferimento può offrire un supporto prezioso. Queste strutture, che spesso sono attrezzate per gestire casi specifici, possono fornire consigli di esperti o addirittura accogliere un paziente per un'assistenza specialistica.

Sensibilizzazione del personale: tutti i membri del team devono essere informati e formati per riconoscere e rispondere alle emergenze rare. Una regolare sensibilizzazione, anche su casi che non hanno mai incontrato, li arma di conoscenze cruciali.

Simulazioni ed esercitazioni pratiche: la simulazione di una rara situazione di emergenza consente ai team di esercitarsi senza il rischio reale. Queste simulazioni aiutano a identificare le lacune, a migliorare le competenze e a costruire la fiducia del team.

Feedback: ogni rara situazione di emergenza è un'opportunità di apprendimento. Il feedback, in cui analizziamo l'intervento, ciò che ha funzionato bene e ciò che avrebbe potuto essere migliorato, è essenziale per affinare le pratiche future.

Il mondo delle emergenze è imprevedibile. Ma anche in questo mondo in cui ogni secondo conta, la preparazione per le emergenze rare sottolinea l'impegno incrollabile degli operatori sanitari nel fornire la migliore assistenza possibile, qualunque sia la situazione. È questa danza con l'ignoto, questa capacità di adattarsi e rispondere con abilità e compassione, che rende la professione medica così grande.

Capitolo 26

FORMAZIONE CONTINUA E SVILUPPO PROFESSIONALE

L'importanza dell'aggiornamento competenze.

Il mondo è in continua evoluzione e il mondo professionale non fa eccezione. Ogni decennio, ogni anno, persino ogni giorno, emergono nuove informazioni, tecnologie, metodi e idee. In questo mare di progresso e innovazione, l'aggiornamento delle sue competenze non è solo consigliato, è essenziale. Ma perché esattamente?

Adattarsi al cambiamento tecnologico: ogni giorno, nuovi strumenti e tecnologie appaiono sulla scena, rivoluzionando il modo in cui lavoriamo e interagiamo. Che sia un medico, un ingegnere, un insegnante o un artista, è essenziale familiarizzare con questi nuovi metodi se vuole rimanere rilevante ed efficace nel suo campo.

Soddisfare le mutevoli esigenze del mercato: le aspettative del mercato, che si tratti di datori di lavoro, clienti o pazienti, sono in continua evoluzione. L'aggiornamento delle competenze assicura che i professionisti siano in grado di soddisfare queste esigenze mutevoli e di offrire un servizio o un prodotto di qualità.

Garantire la sicurezza professionale: in un mondo competitivo, chi non progredisce rischia di rimanere indietro. L'aggiornamento regolare delle competenze garantisce una maggiore sicurezza sul lavoro, rendendo l'individuo una risorsa preziosa per l'organizzazione.

Aumenta la fiducia in se stesso: sapere di essere aggiornato nel suo campo aumenta la fiducia in se stesso. Ciò significa che può affrontare le sfide professionali con fiducia, sapendo di avere gli strumenti e le conoscenze necessarie per avere successo.

Stimolare la realizzazione personale: l'apprendimento permanente non è vantaggioso solo dal punto di vista professionale. Nutre anche la mente, stimola la curiosità e offre soddisfazione personale. È un modo per abbracciare il cambiamento, arricchirsi intellettualmente e continuare a crescere come individuo.

Incoraggiare l'innovazione: quando le persone aggiornano le loro competenze, non solo sono meglio informate, ma sono anche più inclini a innovare. Possono combinare conoscenze vecchie e nuove per creare qualcosa di completamente nuovo.

L'aggiornamento delle competenze è una bussola nel tumultuoso viaggio del mondo professionale. Fornisce la direzione, assicura la pertinenza e garantisce che, qualsiasi ondata di cambiamento il futuro possa portare, l'individuo non solo sia pronto ad affrontarla, ma anche a cavalcarla con grazia e abilità.

Le risorse per la formazione continua.

La formazione continua è essenziale per rimanere aggiornati, svilupparsi professionalmente e adattarsi alle mutevoli esigenze del nostro mondo moderno. Se vuole imparare un nuovo programma software, approfondire una tecnica specifica o familiarizzare con gli ultimi progressi in un determinato campo, ci sono diverse risorse disponibili per sostenere questa ricerca continua di conoscenza. Esploriamo insieme alcune di queste preziose risorse.

1. Corsi online e MOOC:
Molte piattaforme, come Coursera, edX, Udemy e Khan Academy, offrono corsi online che coprono una vasta gamma di argomenti. Alcuni di questi corsi sono offerti da rinomate università ed esperti del settore.

2. Workshop e seminari:
I workshop si tengono regolarmente in diverse città e istituzioni per fornire una formazione mirata su argomenti

specifici. Questi eventi offrono anche l'opportunità di fare rete.

3. Conferenze professionali:
Sono una miniera di informazioni, che permettono ai partecipanti di scoprire le ultime tendenze, incontrare esperti e immergersi in discussioni arricchenti.

4. Webinar :
Molte organizzazioni offrono regolarmente webinar su argomenti di attualità, in modo da poter imparare senza dover viaggiare.

5. Libri e pubblicazioni :
Che sia sotto forma di e-book, libri stampati o riviste professionali, la letteratura rimane una risorsa preziosa per la formazione continua.

6. Reti professionali :
Gruppi come LinkedIn offrono opportunità di apprendimento attraverso articoli, discussioni e gruppi specializzati.

7. Istituti e centri di formazione:
Alcuni centri offrono programmi di formazione continua specificamente pensati per i professionisti che desiderano sviluppare ulteriormente le proprie competenze.

8. Podcast e video educativi:
I podcast educativi e i canali YouTube sono un modo flessibile e divertente per imparare in viaggio o nel tempo libero.

9. Tutorial e guide :
Per le competenze più tecniche, esistono numerosi tutorial online, spesso gratuiti, che possono fornire una guida passo dopo passo.

10. Simulazioni e giochi educativi:
L'apprendimento attraverso il gioco è sempre più riconosciuto come efficace, soprattutto per le abilità pratiche.

11. Programmi di mentoring:
Avere un mentore può fornire una guida personalizzata e un feedback pratico per facilitare lo sviluppo professionale.

12. Risorse governative:
Alcuni governi offrono programmi o sussidi per la formazione continua, riconoscendo la sua importanza per lo sviluppo economico.

Per massimizzare i benefici dell'apprendimento continuo, è essenziale rimanere curiosi, aperti e proattivi. Si tratta di riconoscere le aree di miglioramento, di cercare le risorse appropriate e di impegnarsi pienamente nel processo di apprendimento. Dopotutto, nel panorama odierno in rapida evoluzione, l'apprendimento è un viaggio che non finisce mai.

Il ruolo associazioni professionali.

Il ruolo delle associazioni professionali è plurale ed essenziale nel panorama professionale odierno. Queste associazioni svolgono un ruolo vitale nel rappresentare, sviluppare e proteggere gli interessi dei loro membri, servendo in molti casi anche l'interesse pubblico. Immergiamoci nel mondo delle associazioni professionali e scopriamo insieme la loro influenza e il loro impatto.

Quando un individuo decide di aderire a un'associazione professionale, non è semplicemente per ottenere una tessera da mettere nel portafoglio, ma piuttosto per entrare a far parte di una comunità. Questa comunità è composta da professionisti che condividono le stesse aspirazioni, affrontano sfide simili e cercano di eccellere nei loro rispettivi campi.

Innanzitutto, queste associazioni forniscono **rappresentanza**. Sono la voce dei loro membri nei confronti di governi, istituzioni, datori di lavoro e pubblico in generale. Quando è in corso un cambiamento legislativo o si prospetta una nuova politica, le associazioni intervengono per garantire che gli interessi dei loro membri siano presi in considerazione.

Svolgono anche un ruolo cruciale **nell'istruzione e nella formazione**. Le conferenze, i workshop, i webinar e le pubblicazioni che offrono consentono ai membri di tenersi aggiornati sulle ultime tendenze, ricerche e innovazioni. È anche un'opportunità per incontrare i colleghi, scambiare idee e creare legami professionali.

La certificazione e la regolamentazione sono altri aspetti essenziali. Alcune associazioni offrono una certificazione riconosciuta, assicurando che i loro membri soddisfino elevati standard di competenza ed etica. In alcuni campi, questa certificazione può persino essere obbligatoria per poter esercitare la professione.

Le associazioni professionali svolgono anche un ruolo di **supporto**. I soci possono rivolgersi a loro in caso di difficoltà, sia per questioni etiche, sia per controversie professionali o per il benessere sul lavoro. Possono anche offrire risorse sulla salute mentale, sulla gestione dello stress e sulla transizione di carriera.

Infine, non dimentichiamo il loro ruolo nello **sviluppo di standard e pratiche**. Riunendo gli esperti, possono elaborare linee guida, codici di condotta e standard che danno forma a un'intera professione.

Le associazioni professionali sono molto più che semplici entità burocratiche. Sono il cuore pulsante di una professione, assicurando che ogni membro sia equipaggiato, istruito, rappresentato e sostenuto. Rafforzano l'integrità, la competenza e l'eccellenza, assicurando che le rispettive professioni rimangano dinamiche, rilevanti e al servizio del bene comune.

Capitolo 27

FORMAZIONE E SVILUPPO COME INFERMIERA PEDIATRICA

Formazione continua e specialistica.

Le dinamiche della medicina moderna sono in continua evoluzione e richiedono agli operatori sanitari un costante aggiornamento delle loro conoscenze e competenze. La formazione continua e specialistica svolge un ruolo essenziale in questo contesto, fornendo agli operatori sanitari gli strumenti necessari per affrontare le sfide attuali e future della loro professione.

La formazione continua è caratterizzata dall'impegno a seguire corsi nel corso della vita professionale che integrano il percorso di studi iniziale. Consente di acquisire nuove competenze, di familiarizzare con i progressi tecnologici e le ultime ricerche e di adattare la propria pratica alle mutevoli esigenze della professione.

L'importanza della formazione continua è tale che, in molti Paesi, è diventata un requisito per il rinnovo delle licenze e degli accreditamenti professionali. Questi programmi sono generalmente strutturati su moduli specifici, che vanno dagli aggiornamenti sulle patologie comuni alla formazione sui dispositivi medici innovativi.

La formazione specialistica, invece, offre un'immersione approfondita in particolari aree della medicina. Dopo la formazione medica generale, un professionista sanitario può scegliere di specializzarsi, ad esempio, in cardiologia, neurologia o chirurgia pediatrica. Questi corsi si concentrano sulle specificità, le competenze e le conoscenze necessarie per eccellere in una particolare nicchia medica.

Oltre alle competenze cliniche, questi corsi spesso includono moduli sull'etica medica, sulla comunicazione paziente-operatore e sulla gestione dei servizi sanitari. In questo modo, preparano i professionisti ad assumere ruoli di leadership nel loro settore.

Questa formazione può assumere diverse forme:
- **Corsi online**: consentono flessibilità e apprendimento autonomo.
- **Workshop e seminari**: offrono un'interazione diretta con esperti e colleghi.
- **Simulazioni mediche**: utilizzare la tecnologia per riprodurre scenari clinici.
- **Tirocini clinici**: fornire un'esperienza pratica supervisionata.

La realtà è che la medicina non si ferma mai. Le nuove ricerche cambiano costantemente la nostra comprensione delle malattie, le nuove tecnologie offrono soluzioni terapeutiche migliori e le esigenze dei pazienti si evolvono. In questo contesto, la formazione continua e la formazione specialistica non sono semplicemente strumenti di sviluppo professionale, ma sono i pilastri che garantiscono una medicina di alta qualità e appropriata, all'avanguardia dell'innovazione.

L'importanza della supervisione e di mentoring.

Nel settore medico, come in molti altri settori professionali, la supervisione e il mentoring svolgono un ruolo chiave. Agiscono come fari, guidando i professionisti emergenti attraverso le complessità della loro professione, incoraggiando uno sviluppo continuo e strutturato.

La supervisione è una pratica supervisionata in cui un professionista esperto, il supervisore, aiuta un altro professionista, spesso meno esperto, a riflettere sulla sua pratica. L'obiettivo è garantire la qualità dell'assistenza fornita al paziente, sviluppare le competenze del professionista supervisionato e sostenerlo in situazioni complesse o emotivamente cariche. La supervisione offre un contesto sicuro per discutere i casi, condividere le preoccupazioni, analizzare i possibili errori e imparare dall'esperienza.

Il mentoring, invece, è una relazione professionale più globale, in cui il mentore sostiene lo sviluppo personale e professionale del suo assistito. A differenza della supervisione, che spesso si concentra su casi o situazioni specifiche, il mentoring ha una visione a lungo termine, aiutando il mentee a orientarsi nella sua carriera, a stabilire obiettivi professionali, a sviluppare una rete e a prendere decisioni informate. Il mentore agisce come una guida, condividendo esperienze, offrendo consigli e talvolta semplicemente ascoltando.

Ecco perché la supervisione e il mentoring sono così importanti:

Garantire la qualità dell'assistenza: discutendo regolarmente i casi con colleghi o professionisti esperti, gli operatori possono assicurarsi di fornire un'assistenza conforme agli standard più elevati.

Sviluppo professionale continuo: queste interazioni regolari incoraggiano la riflessione, le domande e l'apprendimento costante.

Sostegno emotivo: la medicina può essere emotivamente impegnativa. Avere qualcuno con cui parlare e che comprenda le sfide specifiche della professione è prezioso.

Navigazione nella carriera: i mentori possono aiutare a identificare le opportunità, a stabilire gli obiettivi di carriera e a offrire una prospettiva preziosa basata sul proprio percorso professionale.

- **Rete professionale**: i mentori possono presentare ai mentee contatti chiave, aprire porte e aiutare a stabilire collaborazioni fruttuose.
- **Prevenire il burnout**: fornendo uno spazio per discutere le sfide, condividere i sentimenti e ricevere consigli, la supervisione e il tutoraggio possono aiutare a prevenire il burnout.
- **Rafforzare l'etica professionale**: discussioni regolari su dilemmi etici, valori e standard professionali aiutano a rafforzare l'etica e l'integrità.

La supervisione e il tutoraggio non sono semplicemente atti di generosità o altruismo. Riflettono una professione che si preoccupa profondamente della sua integrità, della qualità dei suoi servizi e del benessere dei suoi membri. Queste interazioni rafforzano la resilienza, la competenza e la compassione, qualità essenziali per qualsiasi professionista sanitario.

Prospettive di carriera e specializzazioni.

Nel campo della pediatria, così come nelle professioni mediche e paramediche associate, le opportunità di carriera e le specializzazioni sono vaste e varie. Questa ampia gamma di opzioni consente ai professionisti di seguire un percorso che corrisponde ai loro interessi, alle loro competenze e alle loro passioni.

1. Sottospecialità pediatriche:
- **Cardiologia pediatrica**: si occupa delle malattie cardiache nei bambini.
- **Endocrinologia pediatrica**: si concentra sui disturbi endocrini nei giovani.
- **Neonatologia**: specializzata nella cura dei neonati, in particolare di quelli prematuri.

Neurologia pediatrica: tratta i disturbi neurologici dei bambini.

Oncologia pediatrica: si concentra sulla diagnosi e sul trattamento del cancro nei bambini.

Reumatologia pediatrica: si occupa delle malattie muscolo-scheletriche e autoimmuni nei bambini.

2. Ruoli avanzati :

Infermiere pediatrico: ruolo avanzato che consente agli infermieri di fornire diagnosi, trattamento e assistenza continua.

Consulente per l'allattamento: specialista delle esigenze dell'allattamento al seno e della nutrizione infantile.

3. Ricerca di :

Ricercatore pediatrico: si concentra sulla ricerca di nuovi metodi di trattamento, diagnosi o prevenzione delle malattie infantili.

4. Ruoli amministrativi:

Manager di clinica pediatrica: supervisiona la gestione di una clinica o di un reparto pediatrico, assicurando il rispetto degli standard di assistenza.

Direttore di reparto pediatrico: un ruolo più senior nella gestione dell'ospedale, incentrato sulla pediatria.

5. Istruzione e formazione :

Educatore clinico pediatrico: forma il personale sulle migliori pratiche di assistenza pediatrica.

Professore di pediatria: insegna pediatria negli istituti di istruzione superiore.

6. Specializzazioni paramediche:

Fisioterapista pediatrico: è specializzato nella fisioterapia per i bambini.

Logopedista pediatrico: tratta i disturbi del linguaggio e della parola nei bambini.

7. Aree interdisciplinari :

Pediatria psicosociale: si concentra sugli aspetti psicologici e sociali dell'assistenza pediatrica.

Etica medica pediatrica: specializzata in dilemmi etici specifici della pediatria.
8. Sviluppo internazionale e aiuti umanitari :
   Pediatria globale: lavora su questioni di salute infantile su scala globale, spesso in contesti con risorse limitate o durante le crisi umanitarie.
9. Tecnologia e innovazione :
   Telemedicina pediatrica: utilizzare la tecnologia per fornire assistenza pediatrica a distanza.
   Bioingegnere specializzato in pediatria: sviluppa tecnologie mediche per i bambini.

La pediatria, come la maggior parte dei settori medici, offre una moltitudine di opportunità per specializzarsi, evolversi e trovare la propria nicchia. Queste specializzazioni non solo contribuiscono a migliorare l'assistenza ai bambini, ma offrono anche ai professionisti una vasta scelta nel loro percorso professionale.

Capitolo 28

IL FUTURO DELLA PEDIATRIA: INNOVAZIONI E SVILUPPI

Nuove tecnologie al servizio di pediatria.

I progressi tecnologici hanno trasformato profondamente il settore dell'assistenza sanitaria e la pediatria non fa eccezione. Queste innovazioni offrono non solo nuovi metodi di diagnosi e trattamento, ma anche modi per migliorare l'esperienza dei pazienti e delle loro famiglie. Vediamo come le nuove tecnologie sono al servizio della pediatria:

1. Telemedicina :
    - **Consulti a distanza**: consente agli specialisti di consultare i pazienti in aree remote o a casa, riducendo la necessità di viaggiare, spesso stressante per le famiglie.
    - **Monitoraggio a distanza**: i dispositivi indossabili possono trasmettere i dati vitali in tempo reale agli operatori sanitari, consentendo un monitoraggio continuo senza ricovero in ospedale.
2. Imaging medico avanzato :
    - **Risonanza magnetica e PET**: queste tecniche non invasive forniscono immagini dettagliate di organi e tessuti, aiutando la diagnosi precoce e la pianificazione del trattamento.
3. Realtà virtuale (VR) e realtà aumentata (AR) :
    - **Distrazione e rilassamento**: la VR può essere utilizzata per distrarre i bambini durante operazioni o procedure dolorose.
    - **Riabilitazione**: l'AR può aiutare la riabilitazione motoria rendendo gli esercizi più divertenti.
4. Applicazioni e piattaforme digitali:
    - **Monitoraggio del paziente**: Le applicazioni consentono ai genitori di monitorare la crescita, lo sviluppo, le vaccinazioni e altri aspetti della salute del bambino.
    - **Educazione**: le piattaforme educative forniscono informazioni su malattie, trattamenti e prevenzione.

5. Robotica :
- **Chirurgia**: i robot aiutano i chirurghi a eseguire operazioni più precise e meno invasive.
- **Assistenza sociale**: robot come "Pepper" possono interagire con i bambini in ospedale, intrattenendoli e confortandoli.

6. Stampanti 3D :
- **Protesi e apparecchi**: dispositivi medici su misura per i bambini.
- **Modellazione**: i chirurghi possono esercitarsi su modelli 3D dell'organo di un paziente prima di un'operazione reale.

7. Genomica e medicina personalizzata :
- **Diagnosi precoce**: il sequenziamento genomico può aiutare a identificare le malattie genetiche prima della comparsa dei sintomi.
- **Terapie mirate**: I trattamenti possono essere adattati in base al profilo genetico del bambino.

8. Intelligenza artificiale (AI) :
- **Diagnosi**: l'AI può aiutare ad analizzare rapidamente dati complessi, come le immagini mediche, per assistere la diagnosi.
- **Previsione**: l'AI può identificare modelli nei dati dei pazienti per prevedere complicazioni o recidive.

9. Social network e forum:
- **Sostegno della comunità**: i genitori e gli assistenti possono scambiarsi consigli, condividere esperienze e trovare sostegno emotivo.

Queste tecnologie in continua evoluzione hanno il potenziale di trasformare la pediatria, rendendo l'assistenza più efficiente, meno invasiva e più incentrata sul paziente. Tuttavia, è fondamentale affrontare queste innovazioni con cautela, assicurandosi che i professionisti siano adeguatamente formati e che la sicurezza e la privacy dei pazienti siano protette.

Ricerca promettente e progressi medici.

Il mondo della medicina è in costante evoluzione, con importanti progressi che hanno il potenziale di rivoluzionare i nostri approcci diagnostici e terapeutici. Ecco una panoramica di alcune promettenti ricerche e progressi medici:

1. Immunoterapia per il cancro :
Questo approccio stimola il sistema immunitario del paziente a combattere le cellule tumorali. Ha prodotto risultati spettacolari, in particolare per il melanoma e alcuni tipi di cancro ai polmoni.

2. Terapia genica :
Sono stati fatti progressi incredibili nel campo della terapia genica, dove l'obiettivo è quello di sostituire o riparare i geni difettosi. Questo potrebbe potenzialmente trattare o curare malattie genetiche rare.

3. CRISPR-Cas9 :
Questa tecnologia all'avanguardia consente di 'tagliare e incollare' segmenti di DNA, offrendo la possibilità di correggere le mutazioni genetiche alla fonte.

4. Medicina rigenerativa e tessuti stampati in 3D :
Attualmente si sta esplorando l'uso delle cellule staminali per rigenerare i tessuti e gli organi danneggiati o persi. In combinazione con la stampa 3D, questo potrebbe potenzialmente consentire la creazione di organi sostitutivi.

5. Neurotecnologie :
Gli impianti cerebrali e le interfacce neuronali dirette potrebbero aiutare a trattare disturbi neurologici come il morbo di Parkinson, la paralisi e persino alcune forme di depressione.

6. Microbioma e salute :
Il ruolo del microbioma (tutti i microrganismi presenti nel nostro corpo) nella nostra salute è sempre più riconosciuto. Si stanno studiando nuove terapie probiotiche e di

trapianto di microbiota per trattare una serie di malattie, dai disturbi intestinali ai disturbi neurologici.

7. Intelligenza artificiale in medicina :

L'AI viene utilizzata per diagnosticare le immagini, prevedere le epidemie e personalizzare i trattamenti, rivoluzionando il processo decisionale medico.

8. Nanotecnologia :

I nanorobot o le nanoparticelle potrebbero essere utilizzati per la somministrazione mirata di farmaci o per trattare le lesioni a livello cellulare.

9. Realtà virtuale e aumentata :

Oltre a essere utilizzati per la gestione del dolore e la riabilitazione, vengono impiegati anche per la formazione medica, fornendo simulazioni realistiche.

10. Farmaci personalizzati :

La comprensione delle differenze genetiche individuali può aiutare a creare trattamenti personalizzati, aumentando l'efficacia dei farmaci e riducendo gli effetti collaterali.

Questi progressi, sebbene promettenti, richiedono una valutazione rigorosa per garantire la loro sicurezza ed efficacia. La collaborazione internazionale, gli studi clinici e l'etica giocano un ruolo essenziale nel garantire che queste innovazioni vadano a beneficio del maggior numero possibile di persone, nel rispetto della dignità e dell'autonomia dei pazienti.

Sfide future per l'infermiera pediatrica.

Il mondo dell'assistenza pediatrica è in costante evoluzione e con esso il ruolo dell'infermiere pediatrico. All'orizzonte si prospettano numerose sfide per questi professionisti, sia tecnologiche che sociali o legate alla natura stessa della pediatria.

1. Tecnologia e telemedicina :

Con l'ascesa della telemedicina, gli infermieri non dovranno solo padroneggiare gli strumenti tecnologici, ma anche saper mantenere un rapporto umano attraverso uno schermo. Anche la valutazione a distanza dei sintomi potrebbe rivelarsi più delicata.

2. Malattie croniche :

L'aumento delle malattie croniche nei bambini, come il diabete e l'asma, significa che gli infermieri pediatrici devono essere formati per la loro gestione a lungo termine.

3. Esigenze psicologiche:

Con l'aumento dei disturbi mentali tra i giovani, gli infermieri pediatrici avranno bisogno di una maggiore formazione per il riconoscimento e l'intervento sulla salute mentale.

4. Diversità culturale :

Con la crescente globalizzazione del mondo, gli infermieri devono trattare con pazienti provenienti da contesti culturali diversi, che richiedono un approccio adattato e rispettoso.

5. Resistenza agli antibiotici :

Questo fenomeno rende alcune infezioni sempre più difficili da trattare, ponendo una sfida agli infermieri in termini di prevenzione, educazione e gestione del trattamento.

6. Formazione continua :

La necessità di tenersi costantemente aggiornati sui progressi medici e sulle nuove metodologie di cura richiederà una solida formazione continua.

7. Collaborazione multidisciplinare :

Il lavoro di squadra con altri specialisti della salute sarà essenziale per fornire un'assistenza olistica e integrata.

8. Questioni etiche:

I progressi tecnologici, in particolare nei campi della genetica e delle cure di fine vita, portano con sé dilemmi etici che gli infermieri dovranno affrontare con attenzione.

9. Carenza di professionisti:
Con l'aumento della domanda di assistenza pediatrica, potrebbe esserci una carenza di infermieri pediatrici in alcune regioni o specialità.

10. Gestione dei costi :
Con la crescente complessità dell'assistenza e i vincoli di bilancio, gli infermieri pediatrici possono affrontare sfide in termini di gestione delle risorse e di efficienza.

Di fronte a queste sfide, gli infermieri pediatrici dovranno essere adattabili, resilienti e innovativi se vogliono continuare a fornire un'assistenza di qualità ai bambini e sostenere le loro famiglie.

CONCLUSIONE

L'infermiera pediatrica, un collegamento essenziale nella cura del bambino.

Le infermiere pediatriche svolgono un ruolo centrale nella cura del bambino, fungendo da collegamento tra il bambino, la sua famiglia e tutti gli operatori sanitari. Sebbene questo ruolo sia fondamentale, la sua portata e la sua complessità sono spesso sottovalutate.

I bambini, con la loro fragilità, l'incapacità di esprimere sempre i loro sentimenti e la loro dipendenza dagli adulti, richiedono un'attenzione e una competenza specifiche. Gli infermieri pediatrici si distinguono non solo per le loro competenze cliniche specifiche per i bambini, ma anche per il loro approccio olistico incentrato sul benessere generale del piccolo paziente.

Non appena un bambino viene ricoverato in ospedale o in clinica, l'infermiera pediatrica è spesso il primo punto di contatto. Valuta lo stato di salute del bambino, fa l'anamnesi e stabilisce un clima di fiducia. Inoltre, la capacità dell'infermiere di rilevare i sottili segnali di disagio o dolore nel bambino è fondamentale, soprattutto nei bambini più piccoli che non sempre riescono a verbalizzare i loro disturbi.

Ma oltre all'assistenza tecnica e clinica, il ruolo dell'infermiere pediatrico comprende una dimensione relazionale ed educativa essenziale. Informa e rassicura i genitori, che spesso sono ansiosi o sconvolti dalla malattia del loro bambino. Li guida, li consiglia e li sostiene, a volte agendo come mediatori tra la famiglia e l'équipe medica.

Gli infermieri pediatrici sono anche educatori. Consigliano i genitori sull'assistenza domiciliare, sulla somministrazione di farmaci e sulla prevenzione. Possono anche fornire un'educazione terapeutica, in particolare per i bambini affetti da malattie croniche, insegnando loro come gestire la malattia quotidianamente.

Il coordinamento delle cure è un altro aspetto essenziale del ruolo dell'infermiere pediatrico. Lavorano in stretta collaborazione con medici, specialisti, fisioterapisti, psicologi e molti altri, garantendo un'assistenza coerente e completa per il bambino.

Infine, le infermiere pediatriche svolgono un ruolo chiave nel follow-up a lungo termine, soprattutto per i bambini affetti da patologie croniche o da malattie rare. Garantiscono la continuità delle cure, assicurandosi che i bambini ricevano la migliore assistenza possibile durante tutto il loro percorso medico.

Grazie alla loro versatilità, alla competenza e alla stretta relazione con i bambini e le loro famiglie, gli infermieri pediatrici sono innegabilmente un anello essenziale della catena sanitaria. Il loro ruolo va ben oltre l'assistenza infermieristica tradizionale, rendendole un alleato prezioso per i bambini malati e le loro famiglie.

Glossario dei termini medici.

Ablazione: rimozione o escissione, spesso chirurgica, di una parte del corpo.

Acutezza: nitidezza o chiarezza, spesso utilizzata in riferimento alla visione.

Adenopatia: gonfiore o ingrossamento dei linfonodi.

Alopecia: perdita di capelli.

Anemia: riduzione del numero di globuli rossi o della quantità di emoglobina nel sangue.

Anestesia: perdita di sensazioni, di solito indotta intenzionalmente per evitare il dolore durante una procedura medica.

Antisettico: sostanza che inibisce la crescita dei microrganismi.

Astenia: stanchezza o debolezza generalizzata.

Biopsia: prelievo di un campione di tessuto per l'esame al microscopio.

Cachessia: grave debolezza e cachessia associate alla malattia.

Colecistite: infiammazione della cistifellea.

Cianosi: decolorazione bluastra della pelle dovuta alla mancanza di ossigeno.

Dispnea: difficoltà a respirare.

Ultrasuoni: tecnica di imaging medico che utilizza gli ultrasuoni.

Fibroma: tumore benigno composto da tessuto fibroso.

Ematoma: accumulo di sangue in un tessuto a seguito di un'emorragia.

Iperplasia: aumento anomalo del numero di cellule in un tessuto o in un organo.

Ipossia: riduzione della quantità di ossigeno disponibile per i tessuti.

Idiopatico: termine utilizzato per descrivere una malattia la cui causa è sconosciuta.

Infarto: necrosi di un'area di tessuto dovuta a un apporto insufficiente di ossigeno.

Ittero: ingiallimento della pelle e degli occhi dovuto ad un accumulo di bilirubina nel sangue.

Linfoma: cancro del sistema linfatico.

Malessere: una sensazione generale di malessere o malattia.

Necrosi: morte cellulare in un tessuto o in un organo.

Edema: gonfiore dovuto a un accumulo anomalo di liquido nei tessuti.

Palliativo: trattamento che allevia i sintomi senza curare la malattia.

Poliuria: produzione eccessiva di urina.

Sequele: effetti residui di una malattia o di un infortunio dopo la guarigione.

Tachicardia: battito cardiaco anormalmente rapido.

Xenotrapianto: trapianto di un organo o di un tessuto da una specie a un'altra.

Questo glossario è solo uno schema e non copre tutti i termini medici. È sempre preferibile consultare un professionista sanitario per una spiegazione dettagliata di termini o condizioni specifiche.

Risorse e associazioni professionali.

La pediatria, come altre aree della medicina, è supportata da una serie di risorse e associazioni professionali che svolgono un ruolo essenziale nella formazione, nel supporto, nella ricerca e nella difesa dei professionisti. Quello che segue è un elenco non esaustivo di risorse e associazioni professionali rilevanti per gli infermieri pediatrici e altri professionisti sanitari che lavorano in pediatria:

- **L'Accademia Americana di Pediatria (AAP)**: un'organizzazione leader negli Stati Uniti che fornisce informazioni, linee guida e risorse sia agli operatori sanitari che al pubblico in generale su vari aspetti della salute dei bambini, dall'infanzia alla fanciullezza.
- **Associazione degli infermieri pediatrici (NAPNAP)**: associazione americana dedicata agli infermieri pediatrici. Offre risorse per la formazione continua, la ricerca e l'advocacy.
- **La Società Europea per la Ricerca Pediatrica (ESPR)**: un'organizzazione che mira a promuovere la ricerca pediatrica in Europa.
- **L'Associazione Francese di Pediatria Ambulatoriale (AFPA)**: un'associazione che riunisce i professionisti che lavorano nel campo della pediatria ambulatoriale in Francia.
- **Associazione Pediatrica Canadese (CPA)**: promuove la salute e il benessere dei bambini e degli adolescenti in Canada.
- **L'Association pour la pédiatrie ambulatoire et communautaire (APAC)**: un'associazione francofona che si occupa di pediatria al di fuori dell'ambiente ospedaliero.
- **L'Associazione Internazionale di Pediatria (IPA)**: un'organizzazione globale che riunisce le associazioni

pediatriche nazionali, regionali e specialistiche di tutto il mondo per migliorare la salute dei bambini.

L'Associazione degli anestesisti pediatrici di Gran Bretagna e Irlanda (APAGBI): un'organizzazione focalizzata sull'anestesia pediatrica.

L'Associazione degli infermieri di ematologia/ oncologia pediatrica (APHON): Un'associazione dedicata agli infermieri specializzati in ematologia e oncologia pediatrica.

Riviste professionali: molte riviste, come "Pediatrics", "The Journal of Pediatrics" e "Archives of Disease in Childhood", offrono ricerche e casi di studio aggiornati per i professionisti.

Forum e gruppi online: nell'era digitale, numerosi forum e gruppi di discussione online consentono ai professionisti del settore pediatrico di scambiarsi informazioni, esperienze e consigli.

A seconda del Paese e della regione, esistono altre associazioni e risorse specifiche. È fondamentale che i professionisti si impegnino con queste organizzazioni per rimanere aggiornati, accedere alle risorse di formazione continua, creare una rete di contatti con i colleghi e partecipare attivamente alla difesa e alla promozione della salute dei bambini.

Bibliografia.

Creare una bibliografia per un campo così vasto come la pediatria sarebbe un compito monumentale. Tuttavia, di seguito è riportato un elenco di riferimenti generali e influenti su vari aspetti della pediatria. Questi riferimenti sono riconosciuti come risorse essenziali per i professionisti della salute pediatrica:

Nelson Textbook of Pediatrics di R.M. Kliegman, B. Stanton, J. St. Geme, N.F. Schor e R.E. Behrman - Un manuale di riferimento fondamentale per la pediatria.

Pediatric Primary Care di C.E. Burns, A.M. Dunn, M.W. Brady, N.B. Starr e C. Blosser - Focalizzato sull'assistenza primaria pediatrica, in particolare per gli infermieri.

Pediatric Nursing: Caring for Children and Their Families di N. Potts e B.L. Mandleco - Una prospettiva infermieristica completa sull'assistenza pediatrica.

Il Manuale Harriet Lane dell'Ospedale Johns Hopkins - Una risorsa pratica per la gestione clinica in pediatria.

Esame fisico pediatrico: un manuale illustrato di K.D. Jarvis - Una guida all'esame fisico del bambino, con illustrazioni.

Formulario dei farmaci pediatrici a cura del Comitato sui farmaci dell'Accademia Americana di Pediatria - Una guida essenziale alla terapia farmacologica per i bambini.

Oski's Pediatrics: Principles and Practice di J.A. McMillan, M.W. DeAngelis, R.D. Feigin e C.D. Warshaw - Un altro riferimento pediatrico completo.

Comportamento infantile: una guida per i professionisti di R. Illingworth - Un'esplorazione del comportamento normale e anormale nei bambini.

Radiologia pediatrica: i requisiti di J. Blickman - Una guida all'imaging pediatrico.

Malattie infettive pediatriche: Principi e pratica di S. Long, L.K. Pickering e C.G. Prober - Un riferimento completo sulle malattie infettive pediatriche.

È importante notare che i titoli e gli autori esatti possono variare a seconda dell'edizione. Inoltre, questo elenco non è esaustivo e copre solo una parte delle risorse disponibili per i professionisti della salute pediatrica. Si consiglia di consultare regolarmente le ultime edizioni e di fare riferimento alle riviste specializzate per ottenere informazioni aggiornate sui progressi nel campo della pediatria.

Ecco un elenco di riferimenti essenziali in lingua francese su vari aspetti della pediatria:

- **Pédiatrie** di M. Lenoir e P. Sznajder - Una risorsa di base per la formazione pediatrica.
- **Pediatria nell'unità di maternità** di C. Casper - Una guida alla cura del neonato nell'unità di maternità.
- **Assistenza infermieristica pediatrica** di P. Aujard e A. Carsin - Una prospettiva infermieristica sull'assistenza pediatrica.
- **Memento de pédiatrie** di F. Bourillon - Una risorsa condensata per un rapido ripasso dei concetti chiave della pediatria.
- **Emergenze pediatriche** di V. Bounes e A. Martrille - Una prospettiva sulle emergenze pediatriche.
- **Imagerie en pédiatrie** di J.-N. Dacher - Una guida alla diagnostica per immagini specifica per la pediatria.
- **Malattie infettive pediatriche** di F. Angoulvant e E. Launay - Un'opera dettagliata sulle malattie infettive pediatriche.
- **Traité de nutrition de la personne âgée** di B. Moullec, C. Jeandel e L. Cynober - Sebbene sia

incentrato sugli anziani, affronta anche la nutrizione in tutto lo spettro di età.

Chirurgia pediatrica di J.M. Guys, O. Reinberg e D. Varlet - Un riferimento per gli aspetti chirurgici della pediatria.

Précis de pédiatrie naturopathique: Le top santé pour nos enfants di N. Werker e V. Pardo - Per chi è interessato ad approcci più olistici o complementari.

Come per l'elenco in lingua inglese, è essenziale notare che i titoli e gli autori esatti possono variare da un'edizione all'altra. Inoltre, questo elenco non è esaustivo. Si consiglia di consultare regolarmente le ultime edizioni e di fare riferimento alle riviste specializzate per avere informazioni aggiornate sui progressi nel campo della pediatria in lingua francese.